Acerca de NCCN Guidelines for Patients®

NCCN National Comprehensive Cancer Network®

¿Sabía que los principales centros oncológicos de los Estados Unidos colaboran para mejorar la atención oncológica? Esta alianza de los principales centros oncológicos se denomina National Comprehensive Cancer Network® (NCCN®).

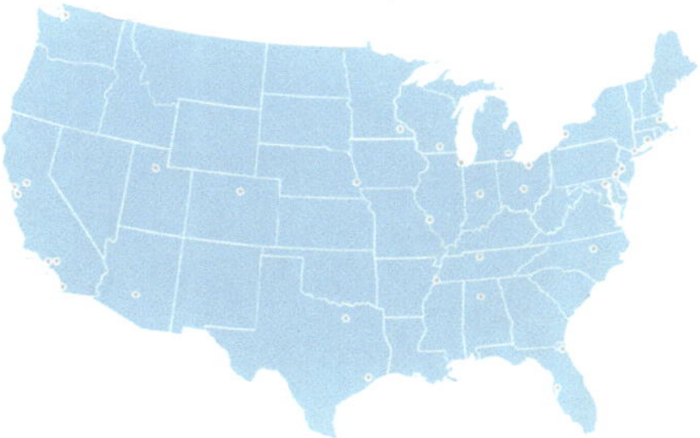

La atención oncológica está en cambio constante. NCCN elabora recomendaciones para la atención oncológica basadas en pruebas que utilizan los profesionales de atención médica de todo el mundo. Estas recomendaciones que se actualizan con frecuencia se denominan NCCN Clinical Practice Guidelines in Oncology (NCCN Guidelines®). NCCN Guidelines for Patients explican de manera sencilla estas recomendaciones de los expertos para las personas con cáncer y sus cuidadores.

Esta NCCN Guidelines for Patients se basa en NCCN Clinical Practice Guidelines in Oncology (NCCN Guidelines®) para el cáncer de ovario/trompas de Falopio/peritoneal primario, versión 3.2024, del 15 de julio de 2024.

Ver NCCN Guidelines for Patients gratis en internet
NCCN.org/patientguidelines

Buscar un centro oncológico de NCCN cerca de usted
NCCN.org/cancercenters

Comuníquese con nosotros

Quiénes nos apoyan

NCCN Guidelines for Patients cuenta con el apoyo financiero de NCCN Foundation®

NCCN Foundation agradece profundamente a las siguientes empresas colaboradoras por hacer posible esta NCCN Guidelines for Patients: AstraZeneca y GSK.

NCCN adapta, actualiza y aloja de forma independiente la guía de NCCN Guidelines for Patients. Nuestras empresas colaboradoras no participan en la elaboración de esta NCCN Guidelines for Patients y no se responsabilizan del contenido ni las recomendaciones que se incluyen en la presente guía.

Soporte adicional proporcionado por

La National Ovarian Cancer Coalition (NOCC) es una entidad influyente que defiende a las pacientes con cáncer de ovario. La NOCC se compromete a proporcionar herramientas y recursos a pacientes y cuidadores ofreciendo programas educativos virtuales basados en pruebas, grupos de apoyo entre pares y servicios de apoyo directo a través de nuestro modelo regional en todo Estados Unidos. El enfoque de la NOCC centrado en la comunidad está en el centro de todo lo que hacemos, desde el financiamiento para investigaciones innovadoras que conduzcan a mejores resultados en la calidad de vida hasta la promoción de la defensa en acción a través de eventos de concientización y difusión de la enfermedad en comunidades como la suya. Para obtener más información, visite ovarian.org o llame al +1-888-OVARIAN (682-7426).

La Ovarian Cancer Research Alliance (OCRA) está comprometida con la cura del cáncer de ovario, la defensa de las pacientes y el apoyo a las supervivientes. La OCRA es la mayor organización benéfica contra el cáncer de ovario, con más de USD 122 millones invertidos en investigación. Nuestra conferencia, sitio web, buscador de ensayos clínicos y buscador de médicos conectan a las pacientes con información sobre el diagnóstico, el tratamiento y la vida con cáncer ginecológico. Nuestros programas de apoyo incluyen nuestra línea de apoyo a pacientes, el programa de mentores entre pares y los talleres Staying Connected. La OCRA crea una comunidad a través de la defensa, la investigación y el apoyo. Para obtener más información, visite ocrahope.org o llame al +1-212-268-1002.

Para hacer una donación u obtener más información, visite la página web o envíe un correo electrónico:

NCCNFoundation.org/donate

PatientGuidelines@NCCN.org

Contenido

NCCN Foundation tiene como objetivo apoyar a los millones de pacientes y familias afectados por un diagnóstico de cáncer mediante la financiación y distribución de NCCN Guidelines for Patients. NCCN Foundation también se compromete a avanzar en los tratamientos contra el cáncer subsidiando a los médicos prometedores del país en el centro de innovación en cuanto a investigación del cáncer. Para obtener más detalles y acceder a la biblioteca completa de recursos para pacientes y cuidadores, visite NCCN.org/patients.

National Comprehensive Cancer Network (NCCN) y NCCN Foundation
3025 Chemical Road, Suite 100, Plymouth Meeting, PA 19462, EE. UU.

1

Nociones básicas sobre el cáncer de ovario

La mayoría de los cánceres de ovario se encuentran en la capa superficial del tejido que rodea los ovarios, denominada epitelio. Estos tipos de cáncer también pueden originarse en la trompa de Falopio, cerca de donde esta se une al ovario. En esta guía se ofrecen recomendaciones de tratamiento para los tipos de cáncer de ovario comunes y poco frecuentes.

Los ovarios

Los ovarios forman parte del aparato reproductor femenino. Además de los dos ovarios, este sistema incluye las trompas de Falopio, el útero, el cuello uterino y la vagina. Los ovarios fabrican los óvulos que son necesarios para permitir la reproducción sexual. También liberan las hormonas que afectan el crecimiento de los senos, la forma del cuerpo y el ciclo menstrual (períodos).

Cada ovario tiene la forma y el tamaño aproximado de una uva. Un ovario está a la izquierda del útero y el otro está a la derecha. Cada uno está rodeado por un conducto largo y delgado llamado trompa de Falopio.

Después de que el ovario expulsa el óvulo, la trompa de Falopio lo atrapa y lo dirige hacia el útero. Durante el embarazo, aquí es donde crece y se desarrolla el feto. Si el óvulo no es fecundado, se produce la menstruación. Para que ocurra la menstruación y el embarazo se necesita el útero y, como mínimo, un ovario y una trompa de Falopio.

El aparato reproductor femenino

El aparato reproductor femenino está formado por los ovarios, las trompas de Falopio, el útero, el cuello uterino y la vagina.

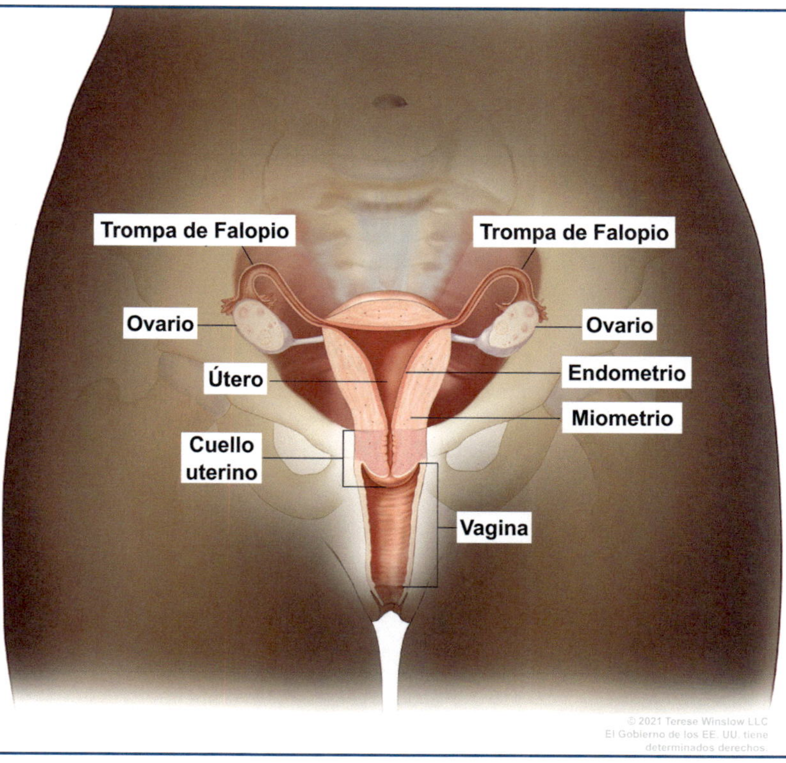

Tipos de cáncer de ovario

La mayoría de los cánceres de ovario se encuentran en la capa superficial externa de los ovarios, denominada epitelio. Existen más de cinco (5) tipos de cáncer epitelial de ovario. Las formas más frecuentes son las siguientes:

- Carcinoma seroso de alto grado (HGSC)
- Carcinoma endometrioide de alto grado

Cánceres de ovario menos frecuentes

Los tipos poco frecuentes de cáncer de ovario se denominan cáncer de ovario menos frecuente (LCOC) o histopatologías ováricas menos frecuentes (LCOH). Pueden comenzar en el epitelio, en los tejidos que sostienen los ovarios o en las células reproductoras (óvulos) del ovario.

Los cánceres de ovario **epiteliales** menos frecuentes son los siguientes:

- Carcinoma seroso de bajo grado
- Carcinoma endometrioide de bajo grado
- Carcinosarcoma (también llamado tumor mülleriano mixto maligno)
- Carcinoma de células claras
- Carcinoma mucinoso
- Tumor epitelial limítrofe (también llamado tumor de bajo potencial maligno)

Los cánceres de ovario **no epiteliales** menos frecuentes son los siguientes:

- Tumores malignos del estroma de los cordones sexuales
- Tumores malignos de células germinales

Cáncer peritoneal primario

El cáncer peritoneal primario se forma en el tejido que recubre la pared abdominal y cubre los órganos abdominales. La información sobre el tratamiento incluida en esta guía también se aplica al cáncer peritoneal primario y al cáncer de trompas de Falopio.

¿Cómo se determina el tipo?

Para diagnosticar el cáncer de ovario y determinar el tipo de cáncer, es necesario extraer tejido tumoral del organismo y analizarlo.

Si primero se planifica la cirugía, se analizará el tumor y otros tejidos extirpados durante la intervención. Si se planifica primero la quimioterapia, se realizará una biopsia para extraer una muestra del tumor. Un médico experto llamado patólogo determinará el tipo de cáncer de ovario mediante el examen del tejido canceroso.

El patólogo también determina el grado del cáncer. El grado es una escala que indica el grado de anormalidad de las células cancerosas mediante un microscopio. Los cánceres de alto grado crecen y se extienden más rápidamente que los de bajo grado. El grado del cáncer es diferente del estadio.

Los estadios son categorías que describen si el cáncer se ha extendido o no desde el ovario. Es necesario realizar una cirugía para saber exactamente cuánto cáncer hay en el cuerpo. Las pruebas pueden proporcionar una estimación aproximada de la extensión del cáncer antes de la cirugía.

Plan de tratamiento oncológico

Su equipo de tratamiento

El tratamiento del cáncer de ovario requiere un equipo de expertos. Cuando sea posible, un oncólogo ginecólogo debe realizar la cirugía inicial. Esta clase de médico es un experto en cirugía y quimioterapia para cánceres ginecológicos.

Su equipo de atención también puede incluir un médico oncólogo. Este médico es experto en el tratamiento del cáncer con quimioterapia y otros medicamentos.

También puede recibir atención de enfermeros certificados, enfermeros practicantes, asociados médicos, trabajadores sociales, asesores genéticos, expertos en salud sexual y otros profesionales. Pida que los nombres y la información de contacto de sus profesionales de atención médica estén incluidos en el plan de tratamiento.

El tratamiento del cáncer puede mejorar con la participación de su profesional de atención primaria. Este puede ayudarle a controlar otros problemas de salud que puedan verse afectados por el tratamiento del cáncer.

Su plan de tratamiento

No existe un único plan de tratamiento que sea el mejor para todo el mundo. A menudo, hay más de una opción, que incluyen los ensayos clínicos. En los ensayos clínicos se estudia la seguridad y eficacia de los tratamientos en investigación. El tratamiento que usted y su equipo de atención médica acuerden debe anotarse en el plan de tratamiento, junto con los posibles efectos secundarios.

Tenga en cuenta que su plan puede cambiar. Las pruebas pueden aportar nueva información. Su opinión sobre el tratamiento puede cambiar. Los efectos secundarios u otros problemas de salud pueden causar un cambio de plan.

Puntos clave

- Los ovarios son un par de órganos del tamaño de una uva situados en la pelvis. Producen hormonas y óvulos para la reproducción sexual.
- La mayoría de los cánceres de ovario afectan a la capa de tejido que rodea los ovarios, denominada epitelio.
- El carcinoma seroso de alto grado (HGSC) y el carcinoma endometrioide de alto grado son los tipos más frecuentes de tumores ováricos.
- Los cánceres de ovario menos frecuentes pueden comenzar en el epitelio, en los tejidos que sostienen los ovarios o en las células reproductoras (óvulos) del ovario.
- El tratamiento del cáncer de ovario requiere un equipo de expertos. Los oncólogos ginecólogos y los médicos oncólogos suelen trabajar juntos para planificar su tratamiento.

2

Pruebas para detectar el cáncer de ovario

En este capítulo se describen las pruebas utilizadas para conocer más sobre la sospecha de cáncer de ovario, incluida la posibilidad de cirugía.

El cáncer de ovario puede causar cambios en el cuerpo que usted puede sentir o notar. Pero es posible que no tenga síntomas hasta que el tumor haya crecido o el cáncer se haya extendido. Los síntomas más frecuentes son los siguientes:

- Sensación de hinchazón.
- Acidez estomacal e indigestión.
- Dolor o presión en la pelvis o el vientre.
- Problemas para comer o llenarse rápido.
- Necesidad imperiosa de orinar o hacerlo con más frecuencia.
- Dolor durante las relaciones sexuales.

Estos síntomas también pueden ser causados por cambios hormonales u otros problemas de salud frecuentes. Es más probable que se trate de cáncer de ovario si los síntomas:

- comenzaron menos de 1 año atrás;
- se presentan durante más de 12 días al mes;
- se agravan con el tiempo.

Si su profesional de atención médica sospecha que tiene cáncer de ovario según sus síntomas, se le realizarán las pruebas que se describen en este capítulo. Las pruebas ayudan a determinar el estadio clínico (previo al tratamiento). El estadio clínico ofrece una estimación de cuánto se ha extendido el cáncer. Es solo una estimación porque es necesario realizar una cirugía para saber exactamente cuánto cáncer hay en el cuerpo.

Las pruebas también ayudan a determinar si la cirugía es el mejor tratamiento. En función del tamaño y la ubicación del tumor, o debido a otros factores de salud, quizá no sea posible realizar una cirugía en primer lugar.

Examen abdominal y pélvico

Su profesional de atención médica palpará diferentes zonas de su vientre. Esto se llama examen abdominal. Se hace para comprobar si los órganos tienen un tamaño normal, están blandos o duros o si duelen cuando se los toca. El médico también buscará signos de acumulación de líquido (ascitis) en la zona abdominal o alrededor de los ovarios.

También comprobará si se han producido cambios anormales en el tamaño, la forma o la posición de los ovarios, el cuello uterino y el útero. Esto se llama examen pélvico. Mediante el uso de un instrumento dilatador especial, llamado espéculo, se hará un examen visual de la vagina y el cuello uterino. Es posible que se tome una muestra de las células para examinarlas. Esto se conoce como Papanicolaou. Se utiliza para detectar el cáncer o precáncer de cuello uterino, no el cáncer de ovario.

En ocasiones, una biopsia del revestimiento uterino (una biopsia de endometrio) puede formar parte de la evaluación inicial durante el examen pélvico. Esta prueba puede permitir descartar el cáncer de útero.

También puede realizarse un examen conjunto del recto y la vagina para comprobar si hay cáncer en el espacio entre el recto y la vagina. Esto se llama examen rectovaginal.

Estudios de diagnóstico por imágenes

Los estudios de diagnóstico por imágenes pueden mostrar la ubicación, el tamaño y la forma de un tumor de ovario. También pueden mostrar si el cáncer se extendió fuera de los ovarios. Su equipo de atención médica le indicará cómo prepararse para los estudios de diagnóstico por imágenes.

Ecografía

Con frecuencia, la ecografía es la primera prueba de diagnóstico por imágenes que se utiliza para detectar el cáncer de ovario. Usa ondas sonoras para tomar imágenes de áreas del interior del cuerpo. Las ecografías son muy útiles para mostrar el tamaño, la forma y la ubicación de los ovarios, las trompas de Falopio, el útero y los tejidos cercanos. También puede mostrar si hay una masa en el ovario y si la masa es sólida o está llena de líquido.

A continuación, se describen los dos tipos de ecografía que pueden utilizarse para detectar el cáncer de ovario. Ambas pruebas se realizan mediante el uso de un dispositivo manual que se llama sonda ecográfica. Las ecografías en general no provocan dolor, pero quizás sienta alguna molestia cuando le inserten la sonda.

Para una ecografía transabdominal, se aplica un gel sobre el abdomen y la pelvis. El gel ayuda a que las imágenes sean más claras. El médico le colocará la sonda sobre la piel y la pasará hacia un lado y otro sobre el gel.

En la ecografía transvaginal, el médico colocará la sonda dentro de su vagina. Es posible que esto le permita ver sus ovarios con más claridad.

Ecografía transvaginal

La ecografía usa ondas sonoras para tomar imágenes del interior del cuerpo. Para la ecografía transvaginal, se colocará una sonda dentro de la vagina. Las ecografías en general no provocan dolor, pero quizás sienta alguna molestia cuando le inserten la sonda.

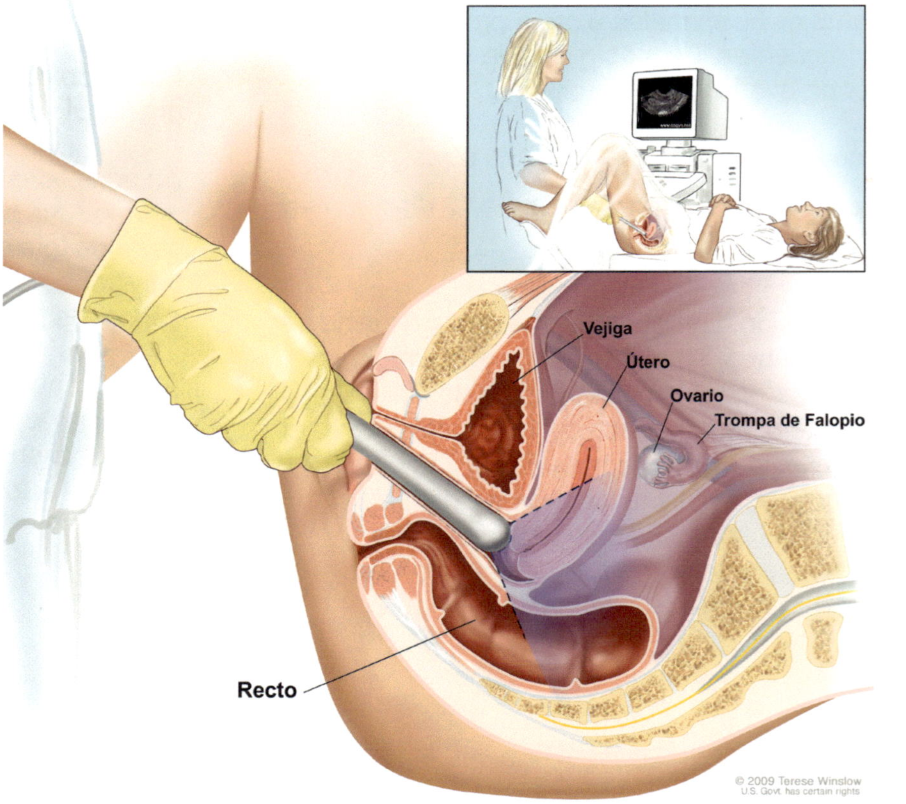

TC

Los estudios de diagnóstico por imágenes para detectar el cáncer de ovario pueden incluir tomografías computarizadas (TC) del abdomen, la pelvis y el tórax. Las imágenes de TC son útiles para ver si el cáncer se ha extendido fuera de los ovarios. También pueden mostrar si los ganglios linfáticos cercanos son más grandes de lo normal. Esto puede ser un signo de que el cáncer se ha extendido.

Si este es el caso, se usa una sustancia llamada medio de contraste para que las imágenes sean más claras. Antes de la exploración se le pedirá que beba un vaso grande del medio de contraste oral. También se le inyectará un medio de contraste por vía venosa. El medio de contraste puede producir rubor o urticaria. En raras ocasiones, pueden producirse reacciones alérgicas. Avise a su equipo de atención si anteriormente ha tenido reacciones alérgicas al medio de contraste.

El tomógrafo es una máquina grande que tiene un túnel en el centro. Mientras se recuesta sobre una camilla que se desplaza por el túnel, el escáner hará rotar un haz de rayos X alrededor de su cuerpo para tomar imágenes desde varios ángulos.

IRM

Si las imágenes de la ecografía no son claras, es posible que le tomen una imagen por resonancia magnética (IRM) del abdomen y la pelvis. Se le podría realizar una IRM del pecho o el hígado para detectar signos de que el cáncer se ha extendido. La IRM no utiliza radiación. Usa ondas de radio e imanes potentes para tomar fotografías de áreas del interior del cuerpo.

Realizarse una IRM es parecido a una exploración por TC, pero lleva más tiempo. Al igual que en una exploración por TC, se puede utilizar un agente de contraste para que las imágenes sean más claras. Durante el estudio, se recostará en una camilla que se desliza dentro de un túnel largo en la máquina (el resonador).

La máquina es más cerrada que un escáner de TC. Informe a su equipo de atención si se siente nerviosa en espacios cerrados. Es posible que le administren algún tipo de sedante para ayudarla a relajarse.

Exploración por TC

Una exploración por TC es un tipo de radiografía más detallada. Toma muchas fotografías, o imágenes, desde distintos ángulos. Luego, una computadora combina las imágenes para crear imágenes 3D.

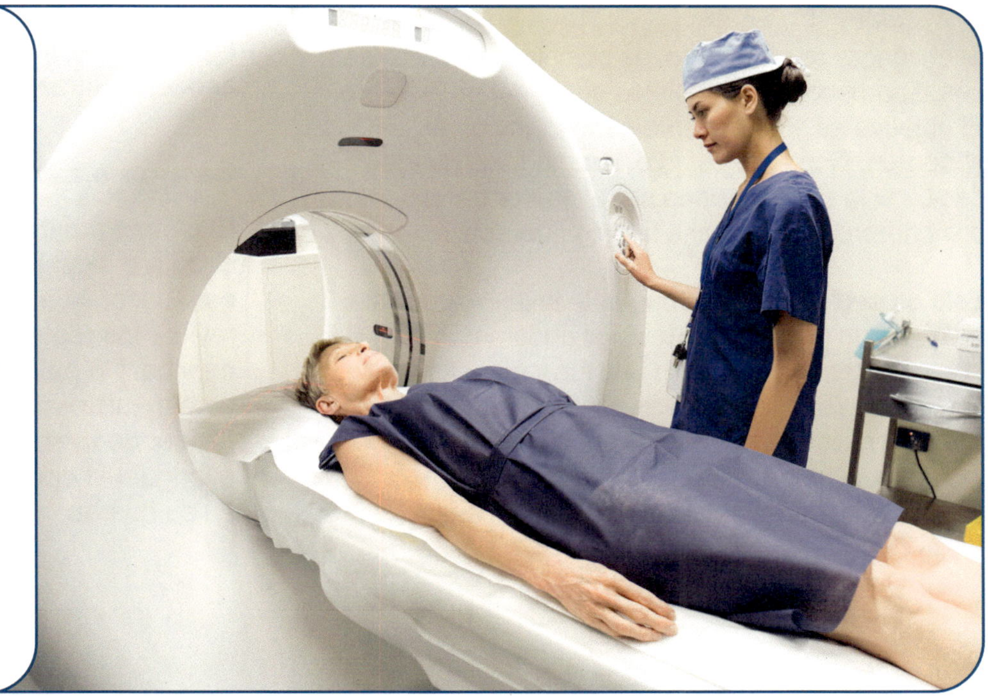

TEP

En ocasiones, la TC o la IRM se combinan con la tomografía por emisión de positrones (TEP). La TEP muestra cómo usan las células una forma simple de azúcar, lo que puede ser útil para identificar el cáncer. Se introduce un radiomarcador de azúcar en el organismo a través de una vena. El radiomarcador emite una pequeña cantidad de energía que detecta la máquina encargada de tomar las imágenes. Las células cancerosas aparecen más brillantes porque utilizan el azúcar más rápidamente que las células normales.

Una TEP es muy útil para mostrar grupos pequeños de células cancerosas. Este examen también puede servir para mostrar si el cáncer se ha extendido.

Radiografía de tórax

La radiografía de tórax puede mostrar si el cáncer se ha extendido a los pulmones. Podrían indicarle este examen junto con otros exámenes ante la primera sospecha de cáncer de ovario o su diagnóstico. También se puede utilizar para verificar los resultados del tratamiento. La radiografía de tórax es rápida e indolora y utiliza pequeñas cantidades de radiación.

Laparoscopia diagnóstica

Si el cáncer es avanzado, es posible que le realicen una laparoscopia diagnóstica antes del tratamiento. El objetivo es saber cuánto cáncer hay en el abdomen. Con este estudio, los médicos pueden decidir si la cirugía puede ser el primer tratamiento, o si primero es necesaria la quimioterapia.

Este procedimiento mínimamente invasivo consiste en hacer un pequeño corte en el abdomen. Se utiliza un tubo delgado con una luz y una cámara (laparoscopio) para ver el revestimiento del abdomen y la superficie de los órganos del abdomen. Se toman muestras de tejido y se analizan en un laboratorio para detectar células cancerosas.

Biopsia

Para diagnosticar el cáncer de ovario, es necesario tomar una muestra de tejido de su cuerpo y analizarla. Esto se llama biopsia. La biopsia suele realizarse durante la cirugía inicial para extirpar el cáncer.

Sin embargo, en ocasiones, la biopsia se realiza para diagnosticar el cáncer de ovario antes de la cirugía u otro tratamiento planificado. Este puede ser el caso si el cáncer se ha extendido demasiado como para ser extirpado inicialmente mediante cirugía y se necesita primero quimioterapia. En estos casos, puede realizarse una biopsia mediante aspiración con aguja fina (AAF), una biopsia central o una paracentesis.

En una AAF, se usa una aguja muy delgada para retirar una pequeña muestra de tejido del tumor. En una biopsia central, se extraen muestras de tejido con una aguja hueca. En la paracentesis, se usa una aguja larga y delgada, que se inserta a través de la piel del vientre para retirar una muestra de líquido.

Las muestras de la biopsia se envían a un patólogo para su análisis. Un patólogo es un médico experto en el análisis de células para descubrir enfermedades. Revisa las muestras bajo un microscopio para buscar células cancerosas. Si las células son cancerosas, el patólogo observa su aspecto y otras características.

Cirugía o biopsia previa

El cáncer puede haberse detectado durante una cirugía o biopsia realizada por otro médico. En este caso, su equipo de atención médica deberá revisar los resultados de cirugías y estudios previos. Un patólogo examinará el tejido tumoral con un microscopio para verificar que se trate de cáncer de ovario. Los médicos también querrán averiguar si después de la cirugía aún tiene cáncer en su cuerpo.

Antecedentes familiares y estudios genéticos

A menudo el cáncer de ovario ocurre por razones desconocidas. Sin embargo, aproximadamente 1 de cada 6 cánceres de ovario está causado por mutaciones (cambios) en los genes que se transmiten de padres a hijos. Este tipo de cáncer se llama cáncer de ovario hereditario. La mayoría de las veces se debe a mutaciones en el gen del cáncer de mama 1 (*BRCA1*) o en el gen del cáncer de mama 2 (*BRCA2*).

Todas las personas tienen genes *BRCA1* y *BRCA2*. Cuando funcionan correctamente, son útiles y reparan las células dañadas. Pero las mutaciones en estos genes aumentan el riesgo de desarrollar cáncer de ovario, mama y algunos otros tipos de cáncer.

Otra causa de cáncer de ovario hereditario es el síndrome de Lynch. El síndrome de Lynch es la causa más frecuente de cáncer hereditario de colon y útero, pero también puede causar cáncer de ovario y otros tipos de cáncer. El cáncer de ovario asociado a una mutación del gen *BRCA* o al síndrome de Lynch suele empezar a una edad más temprana que el cáncer de ovario no hereditario. Teniendo en cuenta su edad, así como sus antecedentes médicos y familiares, su médico evaluará qué probabilidad hay de que usted tenga cáncer de ovario hereditario.

Mediante un estudio genético, es posible determinar si usted tiene una mutación en los genes *BRCA* u otros genes que cumplen una función en el cáncer hereditario. Se recomienda a todas las personas diagnosticadas con cáncer de ovario. Si el tratamiento inicial funciona bien, el estado del gen *BRCA* (si usted tiene una mutación del *BRCA*) desempeña un papel importante en la orientación de las decisiones sobre la terapia de mantenimiento.

Los estudios genéticos pueden realizarse a través de su equipo de atención ginecológica u oncológica, o por medio de un asesor genético. Las pruebas se realizan con tejido normal, ya sea sangre, saliva o hisopado de mejilla. Las personas con un resultado positivo en los estudios genéticos o con antecedentes familiares de cáncer deben consultar a un experto en salud. Por lo general, se trata de un asesor genético. Un asesor genético está especialmente capacitado para ayudar a los pacientes a comprender los cambios en los genes que se relacionan con enfermedades.

Existen muchos otros síndromes hereditarios además de la mutación del gen *BRCA* y el síndrome de Lynch. Los estudios genéticos suelen detectar todos ellos. Los análisis genéticos comerciales que se venden actualmente sin receta detectan las mutaciones genéticas más frecuentes, pero no son exhaustivos.

Además de las pruebas para detectar mutaciones del gen *BRCA* en la línea germinal (hereditarias), debe analizarse el propio tumor para detectar mutaciones en el gen *BRCA* y otros genes relacionados. Estas se conocen como mutaciones somáticas o tumorales.

Los estudios genéticos se recomiendan a todas las personas diagnosticadas con cáncer de ovario. Pueden determinar si usted tiene una mutación en los genes *BRCA* u otros genes que cumplen una función en el cáncer hereditario.

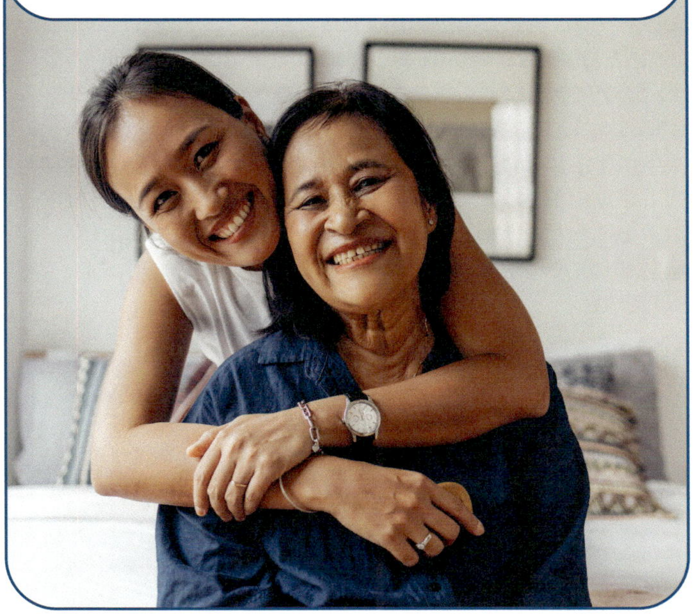

Salud nutricional y del tracto digestivo

Es posible que su profesional de atención médica le pregunte por su dieta y sus hábitos alimentarios. Los síntomas del cáncer de ovario incluyen hinchazón, dolor en la pelvis o el abdomen, dificultad para comer y sensación de saciedad rápida.

Estos síntomas pueden hacer que coma menos en general o que ingiera alimentos carentes de nutrientes. Su estado general de salud y su nivel de nutrición pueden influir en el éxito de la cirugía y en los resultados de otros tratamientos. Si necesita ayuda para la planificación de alimentos saludables o tiene preguntas sobre este tema, pídale al profesional de atención médica que la derive a un nutricionista registrado.

Es posible que su médico quiera examinar su tracto gastrointestinal (GI) mediante un estudio de diagnóstico por imagen. El tracto gastrointestinal está formado por los órganos por los que pasan los alimentos cuando come. Esto incluye el estómago, el intestino delgado y el intestino grueso (recto y colon).

Para examinar estos órganos, se utiliza un instrumento de diagnóstico por imagen denominado endoscopio. El endoscopio es un tubo largo y fino con una luz y una cámara que puede guiarse hasta el interior del cuerpo. La colonoscopia se utiliza para examinar el intestino grueso. Consiste en introducir un tubo por el ano y guiarlo a través del recto y el colon. Para examinar el tracto GI superior, se introduce un endoscopio por la garganta hasta el esófago, el estómago y el intestino delgado. Esto se llama endoscopía superior.

Análisis de sangre

Los siguientes análisis no se usan por sí solos para diagnosticar el cáncer de ovario, pero los resultados anormales podrían indicar problemas de salud.

Estado de salud general

El hemograma completo (CBC) mide los niveles de glóbulos rojos, glóbulos blancos y plaquetas en una muestra de sangre. Los glóbulos rojos transportan oxígeno a todo el cuerpo. Los glóbulos blancos combaten las infecciones. Las plaquetas ayudan a controlar el sangrado. Los resultados del hemograma podrían ser demasiado altos o bajos debido al cáncer o a otras afecciones de salud.

El perfil bioquímico sanguíneo mide los niveles de distintas sustancias químicas que afectan a los riñones, los huesos y otros órganos y tejidos. Los niveles que son demasiado altos o bajos podrían ser un signo de que su organismo no está funcionando bien. Los niveles anormales pueden estar causados por la extensión del cáncer o por otras enfermedades. Este análisis también puede proporcionar información sobre la ingesta de nutrientes, como los niveles de proteínas. Esto puede ayudar a guiar las decisiones de tratamiento.

El hígado es un órgano que hace muchas tareas importantes, como eliminar las toxinas de la sangre. Las pruebas de función hepática miden sustancias químicas que se fabrican o procesan en el hígado. Si los niveles están demasiado altos o bajos podrían indicar daño hepático o que el cáncer se ha extendido.

Marcadores tumorales

Un marcador tumoral es una sustancia que se encuentra en un tejido o fluido corporal que podría ser un signo de cáncer. Junto con otra información, los marcadores tumorales pueden ayudar a diagnosticar el cáncer de ovario y a evaluar la respuesta al tratamiento.

La prueba del antígeno del cáncer-125 (CA-125) es la prueba de marcadores tumorales más común para el cáncer de ovario. Los niveles altos de esta proteína en la sangre podrían ser un signo de cáncer de ovario o de otros cánceres. La prueba de CA-125 no puede usarse por sí sola para confirmar el cáncer de ovario.

Hay otros problemas de salud, aparte del cáncer, como la endometriosis y la diverticulitis, que también pueden elevar el nivel de CA-125. Algunos cánceres de ovario no provocan un aumento del CA-125.

También es posible que le realicen un análisis de sangre para detectar los siguientes marcadores tumorales. Estos pueden encontrarse en cantidades superiores a las normales en personas con cánceres de ovario menos frecuentes (LCOC).

- Inhibina (normalmente inhibina A e inhibina B)
- Gonadotropina coriónica humana beta (β-hCG)
- Alfafetoproteína (AFP)
- Lactato deshidrogenasa (LDH)
- Antígeno carcinoembrionario (ACE)
- CA 19-9
- HE4

Pruebas de biomarcadores

Los biomarcadores son características del tumor que pueden ayudar a guiar su tratamiento. A menudo, son mutaciones (cambios) en el ADN de las células cancerosas. La prueba de biomarcadores implica el análisis de un fragmento de tejido tumoral en un laboratorio o de una muestra de sangre. Los resultados pueden utilizarse para determinar si puede participar en determinados ensayos clínicos y si puede beneficiarse de terapias de mantenimiento específicas.

Otras denominaciones de las pruebas de biomarcadores son pruebas moleculares, perfiles tumorales, pruebas genómicas, pruebas genéticas tumorales, secuenciación de la próxima generación (NGS), pruebas de mutaciones, biopsia líquida y oncología de precisión.

***BRCA* y HRD**

La mutación del gen *BRCA* es el biomarcador más importante para planificar el tratamiento del cáncer de ovario. Todas las personas diagnosticadas con cáncer de ovario deben realizarse estudios para evaluar el tumor y detectar mutaciones en el gen *BRCA* y en otros genes similares importantes en la reparación del ADN.

Esto es diferente de los estudios genéticos de la sangre para detectar mutaciones del gen *BRCA* hereditarias (línea germinal). Las mutaciones en el propio tumor se denominan mutaciones somáticas o simplemente "tumorales".

Las mutaciones del gen *BRCA* son una forma de deficiencia de recombinación homóloga (HRD). Esto significa que si usted tiene una mutación en el gen *BRCA*, el cáncer también es de recombinación homóloga deficiente o HRD positivo. Sin embargo, también se puede tener un tumor HRD positivo sin una mutación en el gen *BRCA*.

Otros cambios en el ADN del tumor pueden convertirlo en deficiente en recombinación homóloga. El estado de *BRCA* y HRD del tumor se utiliza para guiar las decisiones sobre la terapia de mantenimiento después del tratamiento inicial.

Otros biomarcadores

El momento de realizar las pruebas de los biomarcadores que se describen a continuación puede variar. Algunos profesionales realizan estas pruebas (además de las del *BRCA*) al principio del proceso de tratamiento. Otros quizá solo analicen el *BRCA* y esperen a ver si se necesitan terapias que requieran otros biomarcadores.

Sin embargo, las pruebas de estos biomarcadores suelen recomendarse para el cáncer de ovario que reaparece después del tratamiento (recurrencia). Las pruebas se realizan en el tejido tumoral extirpado.

- Inestabilidad microsatelital (MSI).
- Reparación de los errores de desajustes (MMR).
- Expresión de HER2.
- Carga mutacional tumoral (TMB).
- Mutación V600E del gen *BRAF*.
- Expresión del receptor de folato alfa (FRα).
- Mutaciones del gen *RET*.
- Fusión del gen *NTRK*.

Puntos clave

- La biopsia para diagnosticar el cáncer de ovario suele realizarse durante la cirugía inicial. Si su equipo recomienda quimioterapia antes de la cirugía, se realizará una biopsia antes de iniciar la quimioterapia
- Con frecuencia, la ecografía es la primera prueba de diagnóstico por imagen que se realiza ante la sospecha de cáncer de ovario.
- Los análisis de sangre que se realizan cuando se sospecha cáncer de ovario incluyen un hemograma, un perfil bioquímico, pruebas de la función hepática y de marcadores tumorales.
- La causa más frecuente del cáncer de ovario hereditario son las mutaciones en el gen *BRCA*.
- Las familias con antecedentes de síndrome de Lynch también tienen más riesgo de padecer cáncer de ovario y de otros tipos.
- Todas las personas diagnosticadas con cáncer de ovario deben realizarse estudios genéticos de sangre para detectar mutaciones hereditarias (línea germinal) del gen *BRCA*.
- Las pruebas de biomarcadores buscan características del cáncer, como mutaciones, que pueden ayudar a guiar su tratamiento. Todas las personas diagnosticadas con cáncer de ovario deben realizarse estudios del tumor para detectar mutaciones en el gen *BRCA* y en otros genes importantes para la reparación del ADN.

3

Tratamiento de los cánceres de ovario más frecuentes

Los tipos más frecuentes de cáncer de ovario son el carcinoma seroso de alto grado y el carcinoma endometrioide de alto grado. Estos cánceres se tratan con cirugía y quimioterapia. Si el tratamiento funciona bien, la terapia de mantenimiento puede ser una opción para los cánceres más avanzados.

Cirugía

La cirugía suele ser el primer tratamiento si usted está dispuesta y en condiciones de hacerlo. A veces, primero se administra quimioterapia.

La cirugía debe ser realizada por un oncólogo ginecólogo. Se trata de un cirujano que es experto en los cánceres que comienzan en los órganos reproductores femeninos. Si su equipo recomienda quimioterapia antes de la cirugía, consulte la página 21.

Los principales objetivos de la cirugía son los siguientes:

- Extirpar todo el cáncer o la mayor cantidad posible.
- Determinar cuánto se ha extendido el cáncer.

Histerectomía con SOB

La intervención quirúrgica más común para el cáncer de ovario es la histerectomía y la salpingooforectomía bilateral (SOB). Una histerectomía es una cirugía para extirpar el útero. Cuando, además del útero, se extirpa el cuello uterino, el procedimiento se llama histerectomía total o completa. La SOB extirpa ambos ovarios y ambas trompas de Falopio.

Después de una histerectomía, no es posible quedar embarazada. La cirugía con conservación de la fertilidad (descrita más adelante) puede ser una opción para algunos cánceres de ovario muy incipientes que no se han extendido más allá de los ovarios.

Si el cáncer se ha extendido fuera de los ovarios, el cirujano tratará de retirar tanto como sea posible. Este procedimiento se llama citorreducción o cirugía citorreductora. La extensión de esta cirugía depende de cuánto se ha extendido el cáncer. Se puede retirar todo o parte de los órganos cercanos. También se deberían retirar los ganglios linfáticos que se vean anormales o sean más grandes de lo normal.

Cirugía con conservación de la fertilidad

Después de la extirpación del útero, no es posible quedar embarazada. Esto es difícil para quienes deseen quedar embarazadas en el futuro. La cirugía con conservación de la fertilidad puede ser una opción.

Consiste en extirpar uno o ambos ovarios y las trompas de Falopio, pero sin retirar el útero. La cirugía para extirpar un ovario y su trompa de Falopio se denomina salpingooforectomía unilateral (SOU). La SOU solo es una opción si el cáncer está en un ovario y es adecuado realizarla.

Después de una SOU, es posible que pueda quedar embarazada de forma natural si no ha iniciado la menopausia.

Si el cáncer está en ambos ovarios, una SOB (sin histerectomía) puede ser una opción. Aunque no es posible quedar embarazada de forma natural después de una SOB, el embarazo puede ser posible utilizando métodos de reproducción asistida. Una de ellas es la fecundación *in vitro* (FIV).

En la FIV, los óvulos se fecundan con espermatozoides en un laboratorio para crear embriones. Los embriones se implantan en el útero o se congelan para un uso futuro. Los óvulos utilizados para la FIV pueden ser propios (extraídos del ovario antes de la cirugía) o de un donante. Los óvulos de donante se extraen de mujeres que se han sometido voluntariamente a un tratamiento hormonal para estimular la producción de óvulos en los ovarios.

Métodos quirúrgicos

La laparotomía es el método que se usa con más frecuencia para la cirugía del cáncer de ovario. Esta consiste en un corte quirúrgico largo en el abdomen. A menudo se usa un corte vertical desde el obligo hasta el hueso pélvico.

Esto le permite al médico ver el tumor y los otros órganos y tejidos del abdomen y la pelvis. Este método se recomienda con mayor frecuencia cuando se planea la estadificación quirúrgica (descrita a continuación) o la cirugía citorreductora.

Con menor frecuencia, puede utilizarse un tipo de cirugía mínimamente invasiva denominada laparoscopia. La cirugía se realiza a través de unos pequeños cortes en el abdomen. La laparoscopía puede usarse solo en algunos casos, por ejemplo, cuando el cáncer solo está en los ovarios. Esta cirugía solo debe realizarla un oncólogo ginecólogo con experiencia en este método.

Histerectomía y SOB

La intervención quirúrgica más utilizada para el cáncer de ovario extirpa el útero, ambos ovarios y ambas trompas de Falopio.

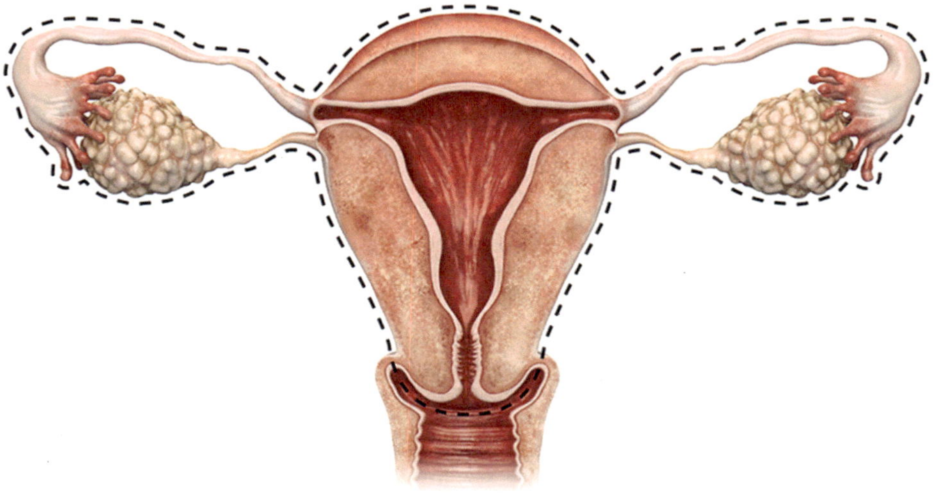

Estadificación quirúrgica

Si parece que el cáncer no se ha extendido, debe realizarse una estadificación quirúrgica. La estadificación quirúrgica es la forma más precisa de determinar el estadio del cáncer de ovario. Consiste en tomar muestras durante la cirugía de los órganos y tejidos en los que suele extenderse el cáncer de ovario. Las muestras se analizan para detectar células cancerosas.

Su cirujano también tomará muestras de los tejidos cercanos que parezcan no tener cáncer. El objetivo es buscar células cancerosas que se hayan extendido fuera de los ovarios o la pelvis, pero que solo puedan verse con un microscopio. Se llaman "metástasis microscópicas".

En ocasiones, también se retirarán el epiplón y los ganglios linfáticos cercanos. El epiplón es la capa de tejido graso que cubre los órganos del vientre (abdomen). Los ganglios linfáticos son grupos de células que combaten la enfermedad y en los que también puede extenderse el cáncer. Si hay acumulación de líquido en el abdomen, también se tomarán muestras del líquido. Si no tiene acumulación de líquido, es posible que el médico "lave" el interior de su vientre con un líquido especial. Esto se denomina lavado peritoneal. Luego, las muestras de ese líquido se analizarán en busca de células cancerosas.

Preparación para la cirugía

Su equipo de tratamiento le dará instrucciones sobre cómo prepararse para la intervención. Es posible que le pidan que deje de tomar algunos medicamentos por un tiempo corto. No debe comer ni beber nada a partir de la medianoche anterior a la cirugía.

En el día de la cirugía, le darán medicamentos para que duerma profundamente y no sienta dolor. A esto se le llama "anestesia general". La cirugía podría tomar tres (3) horas o más. Se podría demorar más o menos, según la cantidad de tejido que se retire.

Después de la cirugía, deberá quedarse en el hospital durante algunos días o algunas semanas para recuperarse. Podría sentir algo de dolor y dolor al contacto en el vientre y la pelvis. Este dolor podría durar algunos días o semanas. En un par de semanas, es posible que pueda volver a sus actividades normales. El tiempo que lleva recuperarse por completo varía de una persona a otra. También depende del alcance de la cirugía.

Menopausia prematura

Si no ha entrado en la menopausia, la intervención quirúrgica que extirpa ambos ovarios la provocará. Es lo que se conoce como menopausia quirúrgica. Se genera por la caída repentina de estrógenos en el organismo. Esta caída puede causar los síntomas de la menopausia, como los siguientes:

- Sofocos.
- Problemas para dormir.
- Sudores nocturnos.
- Aumento de peso.
- Cambios de humor.
- Adelgazamiento, sequedad e irritación del revestimiento vaginal (atrofia vaginal).

Cuando la causa de la menopausia es quirúrgica, los síntomas pueden ser repentinos y más intensos. La falta de estrógenos también conlleva riesgos a largo plazo. Entre ellos se encuentran los problemas cardíacos o vasculares (enfermedades cardiovasculares) y la pérdida de masa ósea (osteoporosis).

Si tiene síntomas de menopausia quirúrgica, su médico puede sugerirle medicamentos no hormonales o un tratamiento de reemplazo hormonal (TRH). Se recomienda hablar con un equipo especializado en síntomas de la menopausia para determinar si el TRH es adecuado para usted.

Otros riesgos y efectos secundarios

Las cirugías siempre implican riesgos para la salud y efectos secundarios. Los efectos secundarios frecuentes son dolor, hinchazón y cicatrices. Los efectos secundarios frecuentes de la cirugía de cáncer de ovario son hinchazón de las piernas, problemas para orinar y estreñimiento.

El cáncer y la cirugía abdominal reciente son factores de riesgo de formación de coágulos sanguíneos, también conocidos como trombosis venosa profunda (TVP). A muchos pacientes se les administran anticoagulantes (orales o inyectables) hasta cuatro semanas después de la cirugía para prevenir la formación de coágulos.

Cuando la cirugía no es una alternativa

La intervención quirúrgica en primer lugar puede no ser una opción. Esto puede deberse al tamaño o la ubicación del tumor, a otros problemas de salud o a su estado general de salud. En este caso, primero se administra quimioterapia para reducir el tamaño del cáncer. Deberá someterse a una biopsia para confirmar que el tumor es cáncer de ovario antes de empezar la quimioterapia.

En este momento, las pautas terapéuticas preferidas incluyen lo siguiente:

- Paclitaxel y carboplatino.
- Paclitaxel, carboplatino, bevacizumab y bevacizumab de mantenimiento.

Aunque se prefieren las pautas terapéuticas anteriores, existen otras opciones recomendadas para la quimioterapia. Su equipo tendrá en cuenta cualquier afección médica y su estado de salud general. Estas pautas terapéuticas pueden cambiar a medida que se disponga de nueva información.

Después de algunos ciclos de quimioterapia (de 2 a 3 meses), su médico comprobará si ha sido efectiva y si la cirugía es una opción. El objetivo de la cirugía es retirar tanto cáncer como sea posible, así como los ovarios, las trompas de Falopio y el útero. La cirugía realizada después de la quimioterapia se denomina cirugía citorreductora de intervalo (ICS).

En el caso de la enfermedad en estadio 3, puede administrarse quimioterapia intraperitoneal hipertérmica (HIPEC) durante la ICS. La HIPEC es una técnica en la que se calienta el medicamento de quimioterapia y se hace circular por el espacio entre los órganos del abdomen durante la cirugía.

Si el cáncer mejora después de varios ciclos de quimioterapia, se suele recomendar la cirugía. Si el cáncer sigue igual, el médico puede recomendar proceder con la cirugía o continuar con la quimioterapia para observar si hay mejoría.

Tras la intervención, suele administrarse más quimioterapia. Una vez que el cáncer esté en remisión, puede seguir una terapia de mantenimiento.

Estadificación

La información que se obtenga durante la cirugía y la estadificación quirúrgica se usará para determinar el estadio patológico (posquirúrgico). El estadio anatomopatológico ofrece la estimación más precisa de cuánto se ha extendido el cáncer. Se utiliza para guiar el tratamiento después de una intervención quirúrgica.

Un sistema de estadificación es una forma estándar de describir la extensión del cáncer en el cuerpo. Existen dos (2) sistemas de estadificación del cáncer de ovario. Uno fue desarrollado por el American Joint Committee on Cancer (AJCC) y el otro por la International Federation of Gynecology and Obstetrics (FIGO). Estos sistemas son muy similares, pero el que se usa con más frecuencia es el de la FIGO.

En el sistema de la FIGO, el estadio del cáncer se define por las tres (3) áreas principales de progresión del cáncer:

- La extensión del primer tumor (primario).
- La extensión del cáncer a los ganglios linfáticos cercanos.
- La extensión del cáncer a lugares distantes.

Los estadios del cáncer de ovario se numeran del 1 al 4. Los médicos registran los estadios del cáncer como I, II, III y IV. Los estadios también se dividen en grupos más pequeños, llamados subestadios. Las divisiones ayudan a describir con más detalle la extensión del cáncer.

Los estadios de la FIGO del cáncer de ovario se describen en las páginas siguientes. Los cánceres del mismo estadio suelen tener resultados similares. Los cánceres en estadios incipientes suelen tener mejores resultados que los más avanzados. Otros factores que no se utilizan para la estadificación, tales como su estado de salud general, también son importantes.

Estadio 1A

El cáncer está en un ovario. El saco externo (cápsula) del ovario está intacto. No hay cáncer en la superficie exterior del ovario. No se detectaron células cancerosas en el líquido de la ascitis o el lavado.

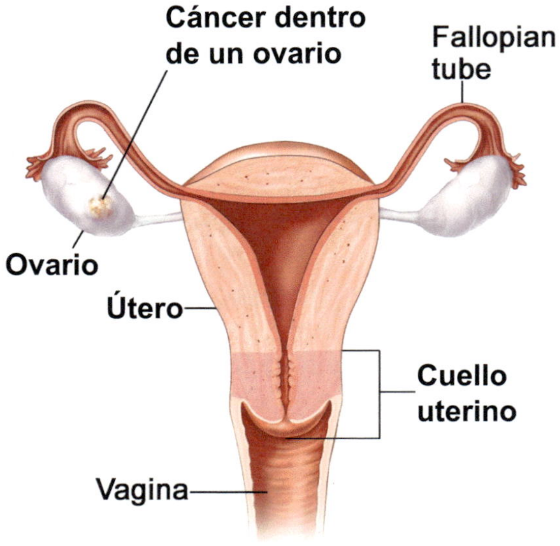

Estadio 1B

El cáncer está en ambos ovarios. Las cápsulas están intactas y no hay cáncer en la superficie exterior de los ovarios. No se detectaron células cancerosas en el líquido de la ascitis o el lavado.

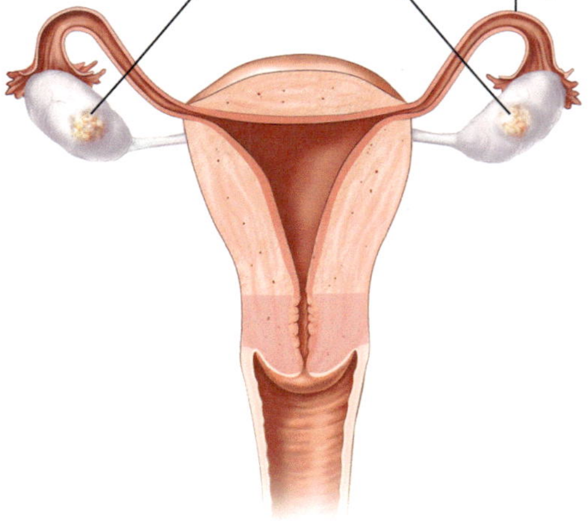

Estadio 1C

Hay cáncer en uno o ambos ovarios y ocurre una o más de las siguientes situaciones:

- **Estadio 1C1: la cápsula del ovario se rompió durante la cirugía. Esto se llama derrame quirúrgico.**
- **Estadio 1C2: la cápsula del ovario se rompió antes de la cirugía, o hay cáncer en la superficie externa del ovario o la trompa de Falopio.**
- **Estadio 1C3: se detectaron células cancerosas en el líquido de la ascitis o el lavado.**

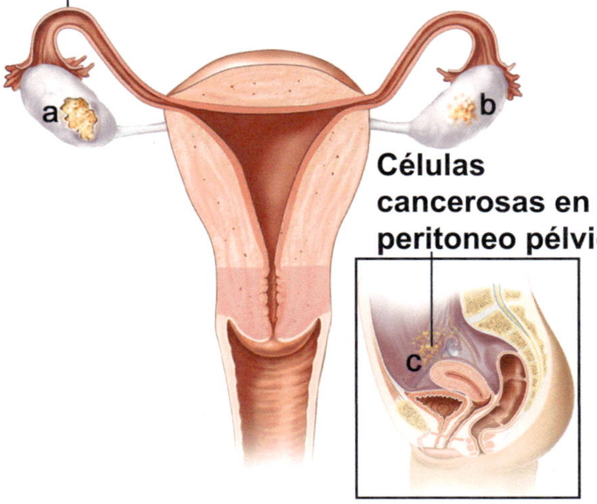

Estadio 2A

Hay cáncer en uno o ambos ovarios. El cáncer ha crecido o se han generado implantes en el útero o las trompas de Falopio.

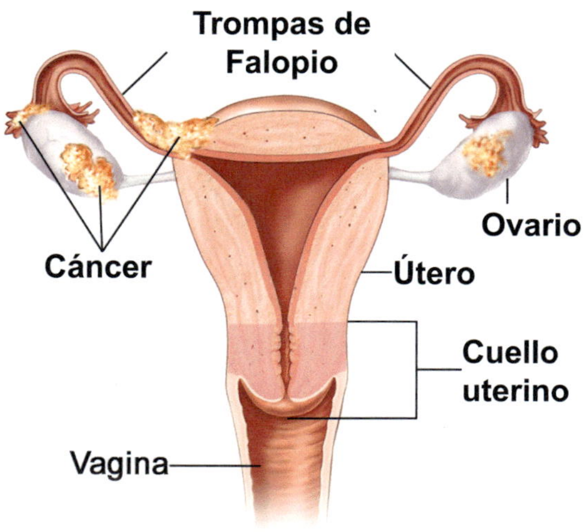

Estadio 2B

El cáncer está en uno o ambos ovarios.

El cáncer ha crecido o se ha extendido a otros órganos o tejidos de la pelvis, como la vejiga, el colon, o el recto o ha generado implantes en ellos.

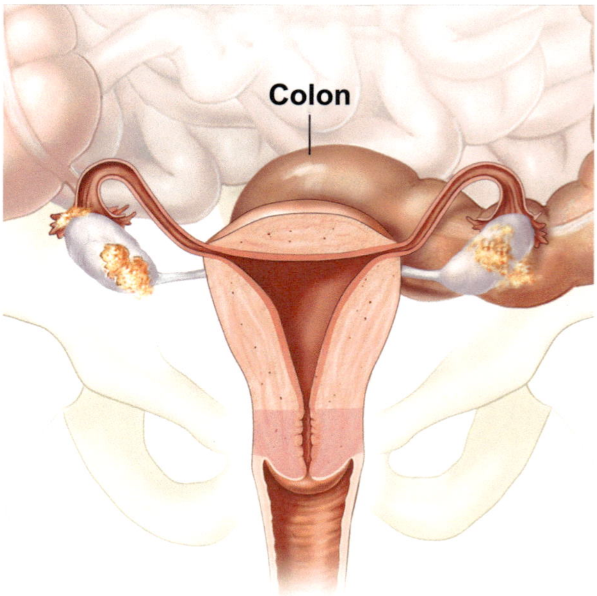

Estadio 3A1

Hay cáncer en uno o ambos ovarios. El cáncer se ha extendido a los ganglios linfáticos de la parte posterior del abdomen (ganglios linfáticos retroperitoneales).

- **Estadio 3A1 (i): el cáncer en los ganglios linfáticos es de 10 mm (milímetros) o menos.**
- **Estadio 3A1 (i): el cáncer en los ganglios linfáticos es de más de 10 mm.**

Estadio 3A2

El cáncer se ha extendido al tejido que recubre el abdomen. El cáncer es tan pequeño que solo puede verse con un microscopio. También puede haber cáncer en los ganglios linfáticos de la parte posterior del abdomen.

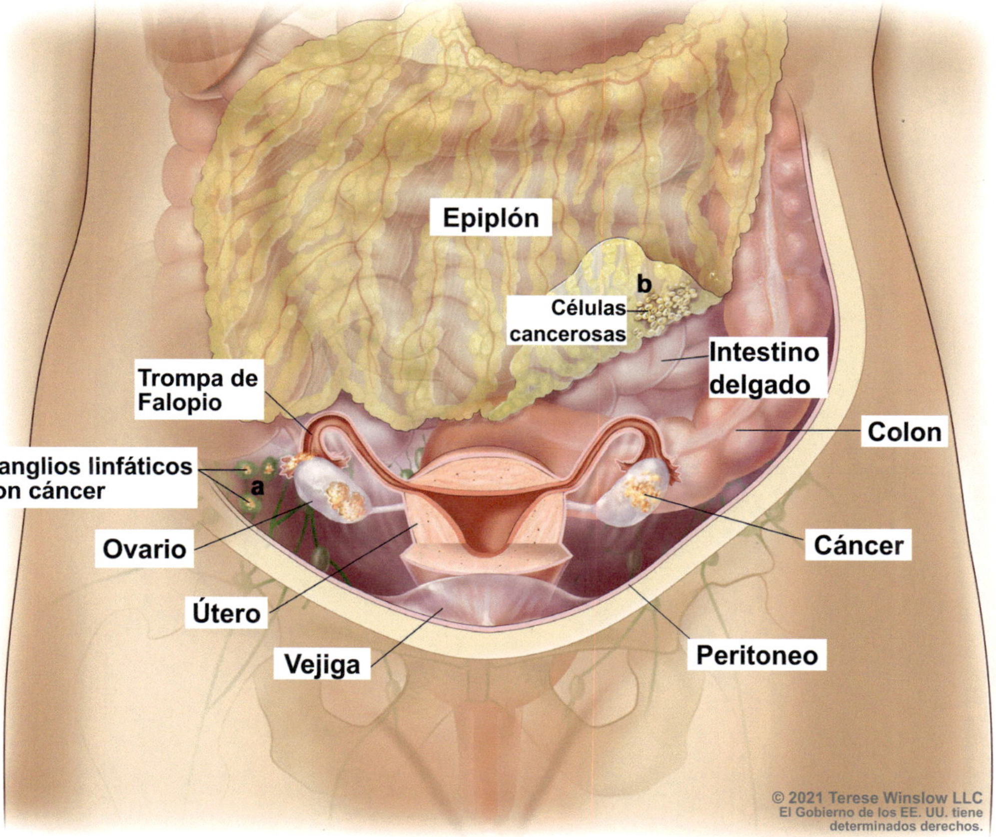

Estadio 3B

Se observa cáncer en el tejido que recubre el abdomen. El área del cáncer es más pequeña que un maní (unos 2 centímetros o menos). También puede haber cáncer en los ganglios linfáticos de la parte posterior del abdomen.

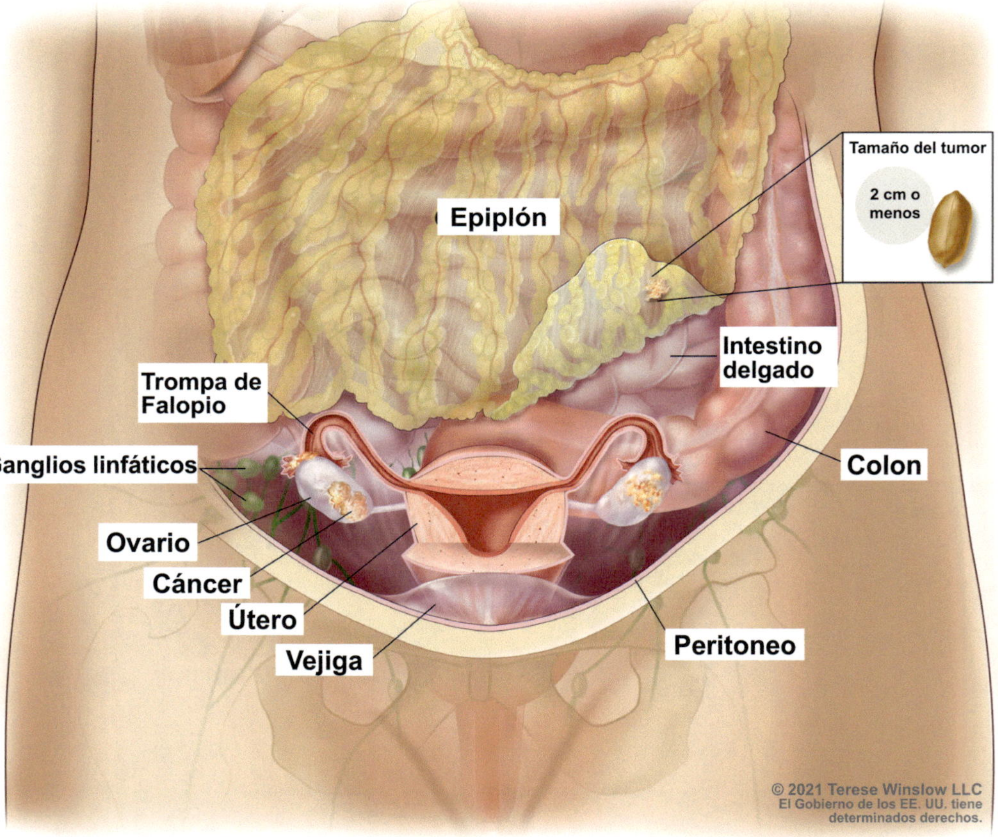

Estadio 3C

Se observa cáncer en el tejido que recubre el abdomen. El área del cáncer es mayor de 2 cm. Puede haber cáncer en los ganglios linfáticos de la parte posterior del abdomen. También podría haberse extendido a la superficie externa del hígado o el bazo.

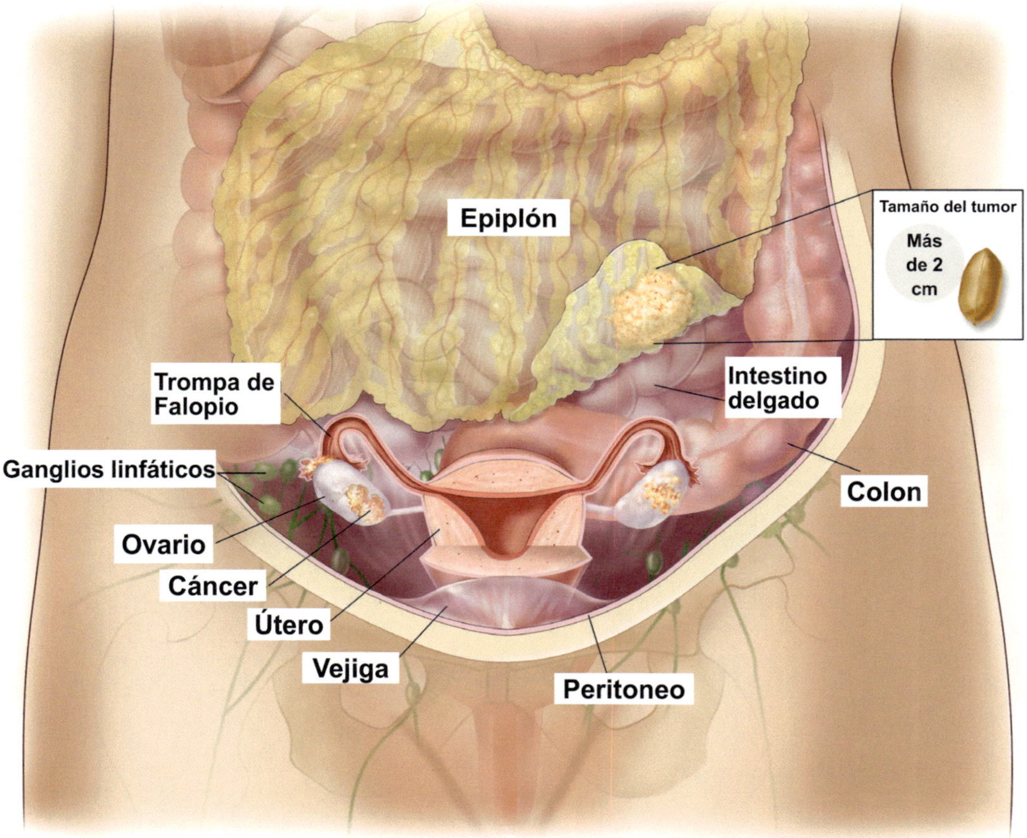

Estadio 4

El cáncer se ha extendido a otras partes del cuerpo.

- **Estadio 4A: hay células cancerosas en el líquido que rodea los pulmones. Esto de llama derrame pleural maligno.**
- **Estadio 4B: el cáncer se ha extendido al interior del hígado o el bazo, a los ganglios linfáticos distantes o a órganos fuera del abdomen.**

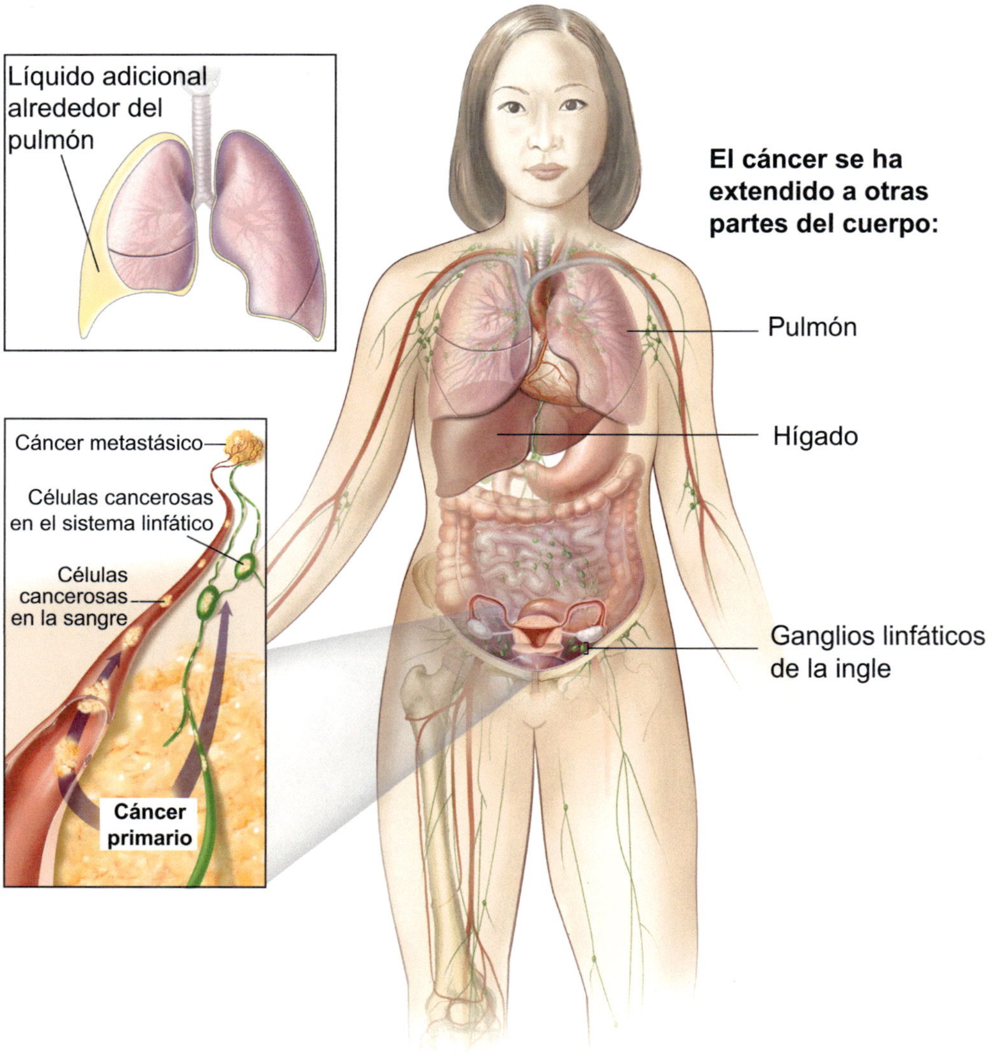

Quimioterapia

La quimioterapia es el uso de medicamentos para destruir las células cancerosas. Es un tipo de tratamiento sistémico. Cuando se administra antes de la cirugía, la quimioterapia se denomina tratamiento neoadyuvante. Cuando se administra después de la cirugía, se denomina quimioterapia primaria o adyuvante.

En el cáncer de ovario se recomienda la quimioterapia con derivados del platino. Estos medicamentos contienen el metal platino. El carboplatino, el cisplatino y el oxaliplatino son algunos ejemplos. Uno de ellos suele administrarse con otro tipo de quimioterapia denominada taxano. El paclitaxel y el docetaxel son taxanos.

Sus opciones de quimioterapia dependerán de su edad y de su estado general de salud. Su profesional de atención médica también tendrá en cuenta su riesgo de sufrir daños en los nervios, lo que se denomina neuropatía periférica. Este efecto secundario frecuente del paclitaxel provoca dolor, hormigueo y entumecimiento, a menudo en las manos y los pies.

La quimioterapia se administra en ciclos de tratamiento seguidos de días de descanso. Esto permite que el cuerpo se recupere antes del próximo tratamiento. La duración de los ciclos varía según los medicamentos que se utilicen.

Estadio 1

Luego de la cirugía, se recomienda quimioterapia para la **mayoría** de los cánceres recientemente diagnosticados en estadio 1. La observación puede ser una opción para un tumor de bajo grado en estadio 1A o 1B. Pregunte a su médico si esto se aplica en su caso.

En este momento, la pauta terapéutica de quimioterapia preferida es paclitaxel con carboplatino, administrado cada 3 semanas. Si no puede seguir esta pauta, hay otras opciones recomendadas.

Para los tumores serosos de grado alto se recomiendan seis ciclos de quimioterapia. Para todos los demás tumores en estadio 1, se recomiendan entre 3 y 6 ciclos. El número específico de ciclos necesarios depende del tipo de tumor y de otros factores.

Estadios 2, 3 y 4

Para los tipos de tumor frecuentes, se recomienda la quimioterapia después de la cirugía para **todos** los cánceres de ovario en estadios 2, 3 y 4 recientemente diagnosticados.

En este momento, la pauta terapéutica de quimioterapia preferida es paclitaxel con carboplatino, administrado cada 3 semanas. En los cánceres en estadio 2, 3 y 4, se administran seis ciclos. Si no puede seguir esta pauta, hay otras opciones recomendadas.

La quimioterapia puede combinarse con un fármaco llamado bevacizumab (Avastin). Este fármaco detiene el crecimiento de nuevos vasos sanguíneos que alimentan el tumor.

Si la quimioterapia funciona bien, el siguiente paso puede ser la terapia de mantenimiento. Consulte la página 31 para obtener más información.

Cómo se administra la quimioterapia

La mayor parte de la quimioterapia para el cáncer de ovario se administra por vía intravenosa. Esto significa que el medicamento se introduce directamente en el torrente sanguíneo a través de una vena. Es posible que se coloque un puerto para recibir la quimioterapia. Se trata de un pequeño disco redondo que suele colocarse bajo la piel, en la parte superior del tórax. Se inserta durante una intervención quirúrgica menor y permanece en el cuerpo hasta que finaliza el tratamiento. Después del tratamiento, el puerto puede retirarse fácilmente. Una vez retirado el puerto, la piel cicatriza.

El medicamento de quimioterapia también puede inyectarse lentamente en el abdomen. Esto se llama quimioterapia intraperitoneal (IP). Cuando se la administra de esta forma, se dan dosis más altas directamente a las células cancerosas que están en el área del vientre. Este tipo de quimioterapia se administra a través de un tubo delgado que se llama catéter. El catéter se suele conectar a un puerto colocado dentro del abdomen durante una cirugía.

Control durante la quimioterapia

El médico controlará cómo está funcionando la quimioterapia y evaluará los efectos secundarios. Es posible que tenga que realizarse un examen físico cada 1 o 3 ciclos. En ocasiones, es posible que se realice un examen pélvico y rectovaginal junto con el examen físico. Si es necesario, se solicitarán estudios de diagnóstico por imágenes y análisis de sangre. Pueden realizarse pruebas de CA-125 u otros marcadores tumorales antes de cada ciclo de quimioterapia.

Efectos secundarios de la quimioterapia

Los efectos secundarios frecuentes de la quimioterapia son los siguientes:

- Inapetencia
- Náuseas y vómitos
- Llagas en la boca
- Caída del cabello
- Fatiga
- Riesgo elevado de infección
- Sangrado o aparición de hematomas con facilidad
- Daños en los nervios (neuropatía)

Los efectos secundarios de la quimioterapia dependen de los medicamentos específicos que se utilicen, la dosis y otros factores. En general, la causa de los efectos secundarios es la muerte de las células de crecimiento rápido, que se encuentran en los intestinos, la boca y la sangre.

Efectos secundarios

El control de los efectos secundarios es un esfuerzo compartido entre usted y su equipo de atención. Es importante que hable de los efectos secundarios molestos, como las náuseas y los vómitos. Pregunte qué opciones tiene para controlar o aliviar los efectos del tratamiento.

Puede encontrar más información sobre náuseas y vómitos en NCCN.org/patientguidelines y en la aplicación NCCN Patient Guides for Cancer.

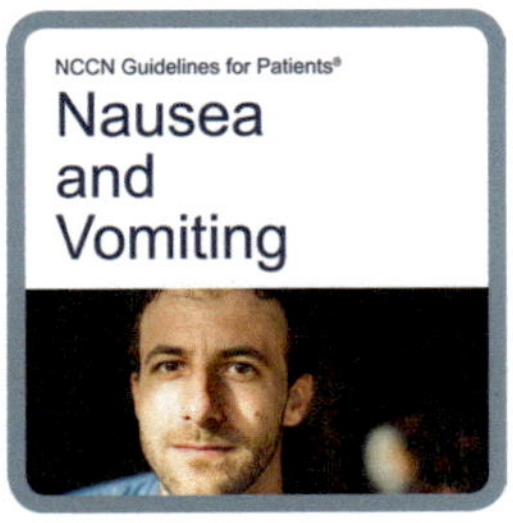

La quimioterapia intraperitoneal tiende a causar efectos secundarios más graves que la quimioterapia intravenosa. Esto incluye infecciones, daño a los riñones, dolor de vientre y daño en los nervios.

Entre los efectos secundarios poco frecuentes pero graves se encuentran el síndrome mielodisplásico (SMD) y la leucemia mieloide aguda (LMA). Pida a su equipo de atención la lista completa de los efectos secundarios comunes y poco frecuentes de todos los medicamentos que reciba.

Infórmeles sobre todos los medicamentos o suplementos que está tomando. Algunos podrían interactuar con la quimioterapia.

Terapia de mantenimiento

La terapia de mantenimiento es el uso de un tratamiento sistémico después de un tratamiento inicial exitoso del cáncer de ovario. Puede reducir el riesgo de que el cáncer reaparezca o prolongar el tiempo hasta que reaparezca o empeore. La terapia de mantenimiento es una opción para los cánceres en estadios 2, 3 y 4 que responden bien a la cirugía y a la quimioterapia con derivados del platino.

Los inhibidores de PARP (iPARP) son una opción más reciente para la terapia de mantenimiento después del tratamiento inicial. Estas terapias orales dirigidas funcionan mejor en los cánceres con deficiencia de recombinación homóloga (HRD) positiva, incluidos los causados por una mutación del gen *BRCA*.

Los inhibidores de PARP que se utilizan actualmente como terapia de mantenimiento después del tratamiento inicial del cáncer de ovario son los siguientes:

- Olaparib (Lynparza)
- Niraparib (Zejula)
- Rucaparib (Rubraca)

Los efectos secundarios más frecuentes de los inhibidores de PARP son similares a los causados por la quimioterapia. Incluyen fatiga, náuseas, vómitos y recuentos sanguíneos bajos. Entre los efectos secundarios poco frecuentes pero graves se encuentran el síndrome mielodisplásico (SMD) y la leucemia mieloide aguda (LMA).

El síndrome mielodisplásico es un cáncer en el que la médula ósea no produce una cantidad suficiente de glóbulos sanos. Hay células anormales en la sangre o la médula ósea. La leucemia mieloide aguda es una enfermedad de crecimiento rápido en la que se encuentran una gran cantidad de glóbulos blancos inmaduros en la médula ósea y la sangre. En algunos casos, el SMD pueden convertirse en LMA.

Cuando la quimioterapia incluyó bevacizumab

Para los cánceres con deficiencia de RH y los cánceres con mutación del gen *BRCA*, la terapia de mantenimiento con bevacizumab y olaparib (un inhibidor de PARP) es una opción recomendada. Si no se puede administrar olaparib, en su lugar se administra niraparib.

En el caso de los cánceres con mutación del gen *BRCA*, la terapia de mantenimiento con un inhibidor de PARP solo también es una opción.

La terapia de mantenimiento con bevacizumab solo también es una opción para los cánceres no causados por una mutación del gen *BRCA*, o cuyo estado del *BRCA* se desconoce.

Cuando la quimioterapia no incluyó bevacizumab

Si tiene una mutación del gen *BRCA* y la quimioterapia no incluyó bevacizumab, se recomienda la terapia de mantenimiento con un inhibidor de PARP solo. Para algunos cánceres en estadio 2 con mutación del gen *BRCA*, la observación puede ser una opción.

Si no tiene una mutación del gen *BRCA* (o no se ha realizado una prueba del gen *BRCA*), la terapia de mantenimiento con niraparib o rucaparib puede ser una opción, especialmente si el cáncer es HRD positivo.

La observación también es una opción si hubo una respuesta completa a la quimioterapia. Esto significa que no hay signos de cáncer en el organismo.

¿Cuánto dura la terapia de mantenimiento?

La duración de la terapia de mantenimiento después del tratamiento inicial depende de los fármacos específicos.

Olaparib como único fármaco puede administrarse durante un máximo de 2 años. La combinación de laparib + bevacizumab puede administrarse durante un máximo de 15 meses, continuando con olaparib hasta un total de 2 años. Niraparib como único fármaco puede administrarse durante un máximo de 3 años. Rucaparib como único fármaco puede administrarse durante un máximo de 2 años. Estas recomendaciones pueden cambiar en función de las investigaciones en curso.

Recuerde que cualquier terapia de mantenimiento se interrumpirá si el cáncer crece o se extiende. También se interrumpirá si los efectos secundarios son demasiado fuertes o hacen que no sea seguro continuar.

No hay muchas investigaciones sobre la terapia de mantenimiento con un inhibidor de PARP después del tratamiento inicial del cáncer de ovario en estadio 2. Si su cáncer está en estadio 2 y reúne los requisitos para recibir terapia de mantenimiento, hable con su profesional de atención médica sobre sus opciones.

Vigilancia

Cuando no haya signos de cáncer después del tratamiento, acuda al oncólogo de manera periódica para realizarse exámenes físicos y pélvicos.

Primeros 2 años: cada 2 a 4 meses

Próximos 3 años: cada 3 a 6 meses

Después de 5 años: una vez al año

Su profesional de atención médica puede solicitarle análisis de sangre y de diagnóstico por imágenes si presenta síntomas o si existen otros motivos para sospechar una recidiva.

Si su nivel de CA-125 (u otro marcador tumoral) era alto en un principio, es posible que se compruebe periódicamente después del tratamiento.

Además de las pruebas de vigilancia, las personas que han padecido cáncer necesitan otros cuidados. Consulte el *capítulo 5: Supervivencia* para obtener más información.

"Creo sinceramente que tenemos que pasar por algo que nos cambia la vida, para llegar a algo que logre reafirmarla".

– Sobreviviente de cáncer de ovario

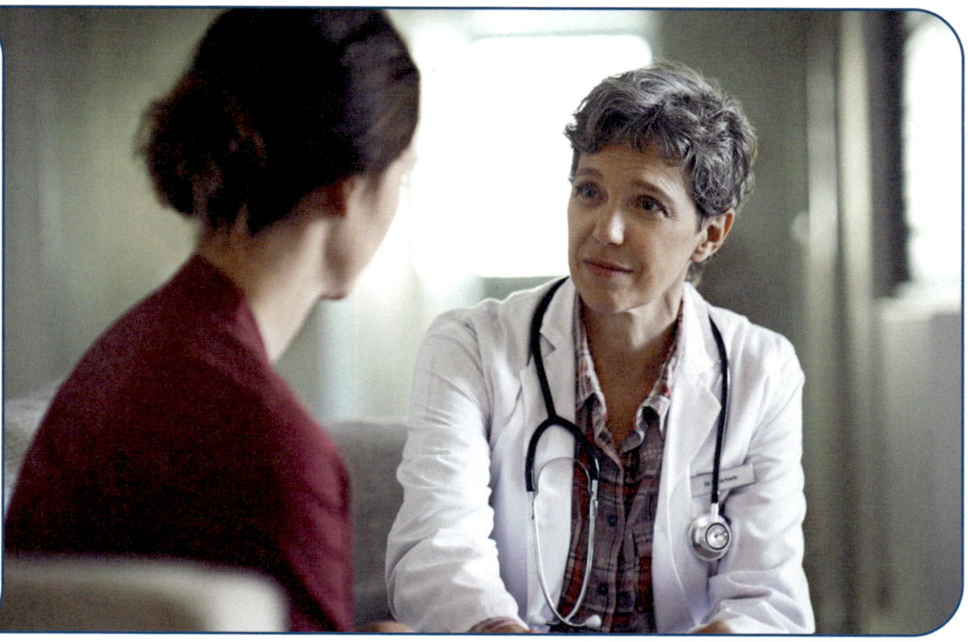

Recurrencia

La reaparición del cáncer después del tratamiento se llama recurrencia o recidiva. Los síntomas pueden ser un signo de recurrencia. Informe a su equipo de atención médica si presenta alguno de estos síntomas:

- Dolor o hinchazón en la pelvis o el vientre.
- Pérdida de peso inexplicable.
- Malestar estomacal.
- Estreñimiento.
- Problemas para comer o llenarse rápido.
- Fatiga.
- Necesidad imperiosa de orinar o hacerlo con más frecuencia.

La presencia de biomarcadores específicos ayuda a guiar el tratamiento del cáncer de ovario recurrente. Si aún no se ha realizado la prueba de los siguientes biomarcadores, se recomienda hacerlo ahora:

- Mutaciones en los genes *BRCA1* y *BRCA2*.
- Estado de deficiencia de recombinación homóloga (HRD).
- Expresión de HER2.
- Inestabilidad microsatelital (MSI).
- Reparación de los errores de desajustes (MMR).
- Carga mutacional tumoral (TMB).
- Mutación V600E del gen *BRAF*
- Receptor de folato alfa (FRα).
- Mutaciones del gen *RET*.
- Fusiones del gen *NTRK*.

Su médico puede optar por analizar incluso más biomarcadores que los enumerados.

Se recomienda a todas las personas con cáncer de ovario persistente o recurrente que consideren la posibilidad de participar en un ensayo clínico para su tratamiento.

Cáncer resistente a los derivados del platino

El cáncer de ovario se denomina resistente a los derivados del platino si:

- no mejora o empeora durante la quimioterapia con derivados del platino, o
- reaparece menos de 6 meses después de un tratamiento satisfactorio con quimioterapia con derivados del platino.

Como la quimioterapia con derivados del platino no mejoró su cáncer, se recomienda un tipo diferente de tratamiento para la recurrencia. Suele administrarse primero quimioterapia sin derivados del platino. Otra opción preferida es el bevacizumab (Avastin). También puede combinarse con la quimioterapia.

Para los tumores con el biomarcador del receptor de folato alfa (FRα), se recomienda el tratamiento dirigido mirvetuximab soravtansina-gynx (Elahere) para la recurrencia. Se trata de un tipo de conjugado de anticuerpos y fármacos (ADC).

Otras opciones pueden incluir el tratamiento hormonal, el tratamiento dirigido o la inmunoterapia. Estas opciones se describen con más detalle a continuación. Se recomienda que se inscriba en un ensayo clínico si cumple los requisitos.

Cáncer sensible a los derivados del platino

Si ingresó en remisión completa después de recibir quimioterapia con derivados del platino y el cáncer regresa más de 6 meses después, el cáncer se considera sensible a los derivados del platino. Esto significa que los medicamentos de quimioterapia con derivados del platino funcionan bien contra el cáncer.

Como se obtuvieron buenos resultados, se suele recomendar la quimioterapia con derivados del platino para la enfermedad recurrente sensible a estos derivados. Esto es aplicable especialmente a la primera recurrencia. El bevacizumab como tratamiento dirigido puede combinarse con la quimioterapia.

En ciertas circunstancias, antes de iniciar el tratamiento de la recurrencia, el médico puede recomendar una cirugía para extirpar todo el cáncer visible. Esto se llama cirugía citorreductora secundaria.

Si el tratamiento de la recurrencia con quimioterapia con derivados del platino funciona bien o muy bien, la terapia de mantenimiento es una opción. Si se incluyó bevacizumab en su pauta terapéutica de quimioterapia de la recurrencia, puede continuarse como único fármaco en la terapia de mantenimiento.

Un inhibidor de PARP también puede ser una opción para la terapia de mantenimiento, si aún no ha recibido tratamiento con uno y existe una mutación del gen *BRCA*.

Después de una quimioterapia exitosa para el cáncer recurrente, la terapia de mantenimiento con un inhibidor de PARP puede continuarse hasta que el cáncer crezca o se extienda, o hasta que los efectos secundarios hagan que sea intolerable o poco seguro continuar. Cuando se utiliza después del tratamiento de la recurrencia, se desconoce la seguridad de la terapia de mantenimiento con un inhibidor de PARP durante más de 2 años.

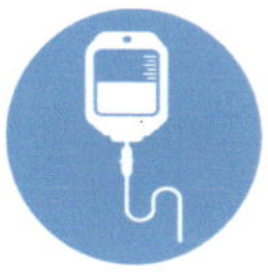

Reacciones de hipersensibilidad

Con el uso repetido de carboplatino o cisplatino, se incrementa el riesgo de presentar una reacción de hipersensibilidad (alérgica). Esto puede ser potencialmente mortal. Si su equipo de tratamiento no lo ha mencionado, aquí le presentamos algunas preguntas que puede hacerles para informarse más sobre este riesgo.

- ✓ ¿Qué tan probable es que tenga una reacción alérgica a la quimioterapia?
- ✓ ¿Cómo me doy cuenta si estoy experimentando una reacción alérgica? ¿Cuáles son los síntomas?
- ✓ ¿Sabe el personal cercano lo que debe hacer ante una reacción de hipersensibilidad?
- ✓ ¿Tendrá a su disposición un equipo médico adecuado en caso de que tenga una reacción alérgica?

Tratamiento basado en biomarcadores
Si el cáncer presenta alguno de los biomarcadores enumerados en la **Guía 3**, el tratamiento dirigido o la inmunoterapia pueden ser una opción.

Para obtener información sobre los efectos secundarios de la inmunoterapia, consulte las *Efectos secundarios de la inmunoterapia de NCCN Guidelines for Patients: inhibidores del punto de control inmunitario* en NCCN.org/patientguidelines y en la aplicación NCCN Patient Guides for Cancer.

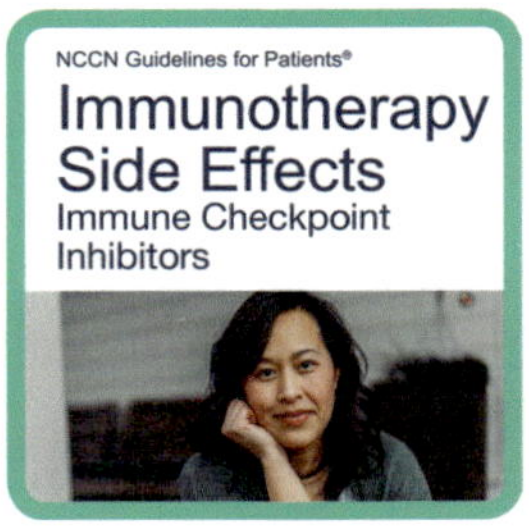

Guía 3
Tratamiento basado en biomarcadores

Biomarcador	Tratamientos dirigidos disponibles
dMMR/MSI-H	• Dostarlimab-gxly (Jemperli) • Pembrolizumab (Keytruda)
Mutación V600E del gen *BRAF*	Dabrafenib (Tafinlar) + trametinib (Mekinist)
Expresión de FRα (FOLR1)	Mirvetuximab soravtansine-gynx (Elahere) + bevacizumab
TMB-H	Pembrolizumab (Keytruda)
Fusión del gen *RET*	Selpercatinib (Retevmo)
Expresión de HER2	Fam-trastuzumab deruxtecan-nxki (Enhertu)
Fusión del gen *NTRK*	• Entrectinib (Rozlytrek) • Larotrectinib (Vitrakvi) • Repotrectinib (Augtyro)

Tratamiento hormonal

Los estrógenos y la progesterona son hormonas que producen los ovarios hasta la menopausia. A veces se administran hormonas para aliviar los síntomas de la menopausia, como los sofocos. Esto se conoce como hormonoterapia para la menopausia. Antes se llamaba tratamiento de reemplazo hormonal (TRH). Esto puede favorecer el crecimiento de algunos cánceres de ovario.

En algunos casos, el tratamiento puede bloquear la acción de estas hormonas o reducir sus niveles. El objetivo es ayudar a ralentizar el crecimiento del cáncer de ovario. Esto se denomina tratamiento hormonal o terapia antiestrogénica. Puede utilizarse para el cáncer de ovario persistente o recurrente, y con mayor frecuencia para tumores de grado bajo.

El tratamiento hormonal a menudo provoca síntomas de menopausia, como los siguientes:

- Sofocos.
- Cambios de humor.
- Sequedad vaginal.
- Problemas para dormir.
- Sudores nocturnos.
- Flujo vaginal.
- Aumento de peso.

Otros efectos secundarios incluyen hinchazón de manos y pies, fatiga y menos interés en el sexo. Los coágulos de sangre son un efecto infrecuente pero grave del tamoxifeno. Los inhibidores de la aromatasa pueden debilitar los huesos y causar dolor articular y muscular.

Radioterapia para aliviar los síntomas

En función del tratamiento específico de la recurrencia que se haya planificado, también puede administrarse radioterapia para aliviar los síntomas. Puede utilizarse para tratar sangrados vaginales, zonas de cáncer en los huesos y zonas aisladas que causan dolor.

Planificación anticipada de la atención

Hablar con su médico sobre su pronóstico puede ayudarle a planificar el tratamiento. Si no se puede controlar o curar el cáncer, se puede elaborar un plan de atención para las etapas finales. Entre los beneficios de la planificación anticipada de la atención médica se incluyen los siguientes:

- Saber qué puede esperar.
- Aprovechar el tiempo que le quede.
- Reducir el estrés de los cuidadores.
- Garantizar que se cumplan sus deseos.
- Tener una mejor calidad de vida.

La planificación anticipada de la atención comienza con una conversación honesta entre usted y sus médicos. Tener una idea general de su pronóstico la ayudará a decidir en qué momento puede interrumpir el tratamiento, si es que lo hace.

La radioterapia en la pelvis puede acortar y estrechar la vagina (estenosis vaginal). Esto puede hacer que resulte incómodo o incluso doloroso mantener relaciones sexuales o someterse a las exploraciones vaginales que realizan los médicos.

El uso de un dilatador vaginal puede prevenir o tratar la estenosis vaginal. Se trata de un dispositivo utilizado para estirar o ensanchar gradualmente la vagina. Puede empezar a utilizar un dilatador a partir de la segunda o cuarta semana después de haber finalizado la radioterapia y seguir utilizándolo todo el tiempo que desee.

Ensayos clínicos

Un ensayo clínico es un tipo de estudio de investigación médica. Después de desarrollar y analizar en un laboratorio nuevas formas posibles de combatir el cáncer, es necesario estudiarlas en las personas. Si en un ensayo clínico se determina que un fármaco, un dispositivo o un método de tratamiento es seguro y eficaz, es posible que lo apruebe la Administración de Alimentos y Medicamentos de los Estados Unidos (FDA).

Todas las personas con cáncer deben considerar atentamente todas las opciones de tratamiento que existen para tratar su tipo de cáncer, incluidos los tratamientos estándares y los ensayos clínicos. Converse con su médico para evaluar si tiene sentido participar en un ensayo clínico.

Fases

La mayoría de los ensayos clínicos del cáncer se centran en el tratamiento. Los ensayos de un tratamiento se realizan en fases.

- Los ensayos de **fase 1** estudian la dosis, la seguridad y los efectos secundarios de un medicamento en investigación o un método de tratamiento. También buscan indicios tempranos de que el medicamento o el método es útil.
- Los ensayos de **fase 2** evalúan el grado en que un medicamento o método actúa contra un tipo de cáncer específico.
- Los ensayos de **fase 3** prueban el medicamento o el método en comparación con el tratamiento estándar. Si los resultados son buenos, puede ser aprobado por la FDA.
- Los ensayos de **fase 4** estudian la seguridad y el beneficio a largo plazo de un tratamiento aprobado por la FDA.

¿Quién puede inscribirse?

Cada ensayo clínico tiene reglas para participar, llamadas criterios de elegibilidad. Las reglas pueden referirse a la edad, el tipo y la etapa del cáncer, los antecedentes de tratamiento o el estado de salud general. Estos requisitos garantizan que los participantes se asemejen en formas específicas y que el ensayo sea lo más seguro posible para los participantes.

Consentimiento informado

Los ensayos clínicos están a cargo de un grupo de expertos llamado equipo de investigación. El equipo de investigación revisará el estudio con usted en detalle, incluidos el propósito, y los riesgos y beneficios de participar. Toda esta información también se proporciona en un formulario de consentimiento informado. Lea el formulario detenidamente y haga preguntas antes de firmarlo. Tómese el tiempo que necesite para conversar con familiares, amigos u otras personas de su confianza. Tenga en cuenta que puede dejar el ensayo clínico y recibir un tratamiento fuera del ensayo clínico en cualquier momento.

Inicie la conversación

No espere a que su médico saque el tema de los ensayos clínicos. Inicie la conversación y conozca todas las opciones de tratamiento. Si encuentra un estudio para el que cree poder reunir los requisitos necesarios para participar, pregúntele a su equipo de atención si cumple con dichos requisitos. Si ya ha comenzado el tratamiento estándar, es posible que no cumpla con los requisitos para participar en determinados ensayos clínicos. Trate de no desanimarse si no puede participar. Siempre surgen ensayos clínicos nuevos.

Preguntas frecuentes

Hay muchos mitos y conceptos erróneos en torno a los ensayos clínicos. Muchos de quienes padecen cáncer no entienden muy bien los posibles beneficios y riesgos.

¿Recibiré un placebo?

Los placebos (versiones inactivas de medicamentos reales) casi nunca se usan solos en los ensayos clínicos sobre el cáncer. Es frecuente recibir un placebo con el tratamiento estándar o un medicamento nuevo con el tratamiento estándar. Antes de inscribirse, se le informará, verbalmente y por escrito, si el ensayo clínico tiene previsto el uso de un placebo.

¿Los ensayos clínicos son gratuitos?

No tiene que pagar nada para inscribirse en un ensayo clínico. El patrocinador del estudio paga los costos relacionados con la investigación, incluido el medicamento del estudio. Sin embargo, es posible que tenga costos relacionados indirectamente con el ensayo, como los gastos de transporte o los servicios de cuidado infantil debido a citas adicionales. Durante el ensayo, continuará recibiendo la atención habitual contra el cáncer. Este tipo de atención se factura al seguro y, a menudo, está cubierta por este. Usted es responsable de los copagos y de los costos de este tipo de atención que no estén cubiertos por el seguro.

Buscar un ensayo clínico

En los Estados Unidos

Centros oncológicos de NCCN
NCCN.org/cancercenters

The National Cancer Institute (NCI)
cancer.gov/about-cancer/treatment/clinical-trials/search

En el mundo

Ovarian Cancer Research Alliance (OCRA)
ocra.careboxhealth.com

The U.S. National Library of Medicine (NLM)
clinicaltrials.gov

¿Necesita ayuda para buscar un ensayo clínico?

Servicio de Información de Cáncer (Cancer Information Service, CIS) del NCI
1.800.4.CANCER (1.800.422.6237)
cancer.gov/contact

Puntos clave

- La histerectomía con SOB es el primer tratamiento recomendado para el cáncer de ovario siempre que sea posible. La cirugía con conservación de la fertilidad puede ser una opción si el cáncer no se ha extendido más allá del ovario.
- El estadio del cáncer de ovario se determina durante la cirugía para extirpar el cáncer. Esto se llama “estadificación quirúrgica”.
- Para los tipos de tumores de ovario más frecuentes, se recomienda la quimioterapia con derivados del platino después de la cirugía para la **mayoría** de los cánceres en estadio 1 y para **todos** los cánceres en estadios 2, 3 y 4. Puede combinarse con un tratamiento dirigido denominado bevacizumab.
- La terapia de mantenimiento se recomienda para muchos cánceres en estadios 2, 3 y 4 que responden bien al tratamiento inicial. Los inhibidores de PARP suelen ser una opción. Funcionan mejor en cánceres con una mutación del gen *BRCA* o en cánceres con HRD positivo.
- Si se incluyó en la quimioterapia, el bevacizumab puede administrarse solo o con un inhibidor de PARP como terapia de mantenimiento.
- Si aún no se han realizado, se recomienda realizar pruebas de biomarcadores tumorales a todas las personas con cáncer de ovario recurrente.
- Los ensayos clínicos permiten acceder a tratamientos en investigación que, con el tiempo, podrían ser aprobados por la FDA.

“

Es posible que no esté agradecida por tener cáncer, pero sí lo estoy por las lecciones que me ha enseñado y por la gente maravillosa que he conocido en el camino”.

—Sobreviviente de cáncer de ovario

4

Tratamiento de los cánceres de ovario menos frecuentes

Los cánceres de ovario menos frecuentes suelen diagnosticarse durante una cirugía u otro procedimiento. El tratamiento de estos cánceres poco frecuentes suele ser individualizado. Cuando sea posible, es muy recomendable recibir tratamiento como parte de un ensayo clínico.

Los cánceres de ovario menos frecuentes pueden comenzar en el epitelio, en los tejidos que sostienen los ovarios o en las células reproductoras (óvulos) del ovario. Si aún no se le ha realizado, es posible que primero se le practique una cirugía para extirpar cualquier resto de cáncer o para estadificarlo.

Si recibir tratamiento como parte de un ensayo clínico no es una opción, el tratamiento de los cánceres de ovario menos frecuentes debe ser individualizado. El hecho de que el cáncer presente algún biomarcador ayuda a guiar las decisiones de tratamiento. Los biomarcadores son características de un cáncer, como las mutaciones (cambios) genéticas.

Carcinosarcoma

Los carcinosarcomas son el tipo más agresivo de un tumor de ovario. La cirugía con conservación de la fertilidad no es una opción de tratamiento, independientemente de su edad o del estadio del cáncer. Estos cánceres también se conocen como tumores müllerianos mixtos malignos.

Se recomienda el tratamiento con quimioterapia con derivados del platino. Una pauta terapéutica preferida para todos los estadios es paclitaxel y carboplatino, administrado cada tres (3) semanas. Para los tumores en estadio 2, 3 o 4, el tratamiento dirigido con bevacizumab puede administrarse con quimioterapia. En ese caso, se suele continuar como terapia de mantenimiento.

Una vez finalizada la quimioterapia, comenzará el tratamiento de seguimiento de los tumores en estadio 1. En los tumores en estadio 2, 3 o 4 con mutación del gen *BRCA*, la quimioterapia puede ir seguida de una terapia de mantenimiento.

Para obtener información sobre el tratamiento de seguimiento y la recurrencia, consulte las páginas 33 y 34.

Carcinoma de células claras

Los carcinomas de células claras son los cánceres de ovario menos frecuentes. Se consideran tumores de alto grado (de crecimiento rápido). La mayoría no tienen receptores de estrógenos.

Se recomienda la quimioterapia con derivados del platino para la mayoría de los carcinomas de células claras. Una pauta terapéutica preferida para todos los estadios es paclitaxel y carboplatino, administrado cada tres (3) semanas. Para los tumores en estadio 2, 3 o 4, el tratamiento dirigido con bevacizumab puede administrarse con quimioterapia. En ese caso, se suele continuar como terapia de mantenimiento.

Una vez finalizada la quimioterapia, comenzará el tratamiento de seguimiento de los tumores en estadio 1. En los tumores en estadio 2, 3 o 4 con mutación del gen *BRCA*, la quimioterapia puede ir seguida de una terapia de mantenimiento.

Para obtener información sobre el tratamiento de seguimiento y la recurrencia, consulte las páginas 33 y 34.

Carcinoma mucinoso

Los tumores mucinosos suelen detectarse a una edad más temprana que los cánceres de ovario más frecuentes. Estos tumores pueden crecer tanto hasta el punto de ocupar el abdomen y la pelvis. La mayoría de las personas presentan la enfermedad en estadio temprano en el momento del diagnóstico. Los tumores mucinosos suelen responder bien al tratamiento.

Las pruebas suelen incluir una revisión del aparato gastrointestinal (GI). Esto puede ayudar a diferenciar entre un verdadero cáncer mucinoso de ovario y un cáncer que puede haberse extendido al ovario desde el aparato GI. Se recomienda realizar análisis de sangre para medir el antígeno carcinoembrionario (ACE) y el CA 19-9.

Si aún no se le ha realizado, es posible que se le practique una cirugía para extirpar cualquier resto de cáncer y para estadificar quirúrgicamente el cáncer.

Para los tumores en estadio 1A y 1B, se recomienda la observación. Los tumores en estadio 1C pueden observarse o tratarse con tratamiento sistémico. Se recomienda quimioterapia para todas las neoplasias mucinosas en estadios 2, 3 y 4. Las pauta terapéuticas de quimioterapia preferidas se enumeran en la **Guía 4**.

Para obtener información sobre el tratamiento de seguimiento y la recurrencia, consulte las páginas 33 y 34.

Guía 4
Tumores mucinosos: opciones preferidas de quimioterapia

Nota: Estas pautas terapéuticas pueden cambiar a medida que se disponga de nueva información.

Estadio 1C, grados 1 a 3	• 5-FU, leucovorina, oxaliplatino • Capecitabina y oxaliplatino • Paclitaxel y carboplatino (cada 3 semanas)
Estadios 2, 3 y 4	• 5-FU, leucovorina y oxaliplatino con o sin bevacizumab • Capecitabina y oxaliplatino con o sin bevacizumab • Paclitaxel y carboplatino (cada 3 semanas) • Paclitaxel, carboplatino, bevacizumab y bevacizumab de mantenimiento

Carcinoma endometrioide de grado 1

En todos los carcinomas endometrioides de grado 1 se recomienda realizar pruebas para detectar un biomarcador (característica) denominado deficiencia de reparación de desajustes (dMMR)/inestabilidad microsatelital alta (MSI-H).

Los tumores en estadios 1A y 1B se observan sin tratamiento. Aunque la observación también es una opción para los tumores en estadio 1C, estos cánceres suelen tratarse con quimioterapia o tratamiento hormonal.

Para todos los tumores en estadio 2, 3 y 4, se recomienda el tratamiento con quimioterapia o tratamiento hormonal.

Para la quimioterapia, se recomienda paclitaxel y carboplatino (administrados cada 3 semanas). En los tumores en estadio 2, 3 o 4, es posible combinar un tratamiento dirigido denominado bevacizumab con la quimioterapia. En ese caso, se puede continuar como terapia de mantenimiento.

Si se planea un tratamiento con quimioterapia, su médico puede indicarle después un tratamiento hormonal de mantenimiento.

Para obtener información sobre el tratamiento de seguimiento y la recurrencia, consulte las páginas 33 y 34.

Los tratamientos complementarios están disponibles para las personas con cáncer. No tiene por objeto tratar el cáncer, sino aliviar los síntomas y hacer que el paciente se sienta más cómodo.

Carcinoma seroso de bajo grado

El carcinoma seroso de bajo grado no es lo mismo que el carcinoma seroso de alto grado, que se diagnostica con más frecuencia. Los carcinomas serosos de bajo grado tienden a diagnosticarse a una edad más temprana. Poco más de la mitad están relacionados con tumores serosos limítrofes, también llamados tumores de bajo potencial maligno.

Se recomienda la observación para todos los tumores en estadio 1A y 1B. Aunque la observación también es una opción para los tumores en estadio 1C, estos cánceres suelen tratarse con quimioterapia o tratamiento hormonal.

Se recomienda el tratamiento con quimioterapia o tratamiento hormonal para todos los tumores en estadio 2, 3 y 4.

Para la quimioterapia, se recomienda paclitaxel y carboplatino (administrados cada 3 semanas). En los tumores en estadio 2, 3 o 4, es posible combinar un tratamiento dirigido denominado bevacizumab con la quimioterapia. En ese caso, se puede continuar como terapia de mantenimiento.

Si se planea un tratamiento con quimioterapia, su médico puede indicarle después un tratamiento hormonal de mantenimiento.

Después del tratamiento

Una vez finalizado el tratamiento, se recomiendan visitas de seguimiento cada 2 o 4 meses durante los 2 primeros años, y posteriormente cada 3 o 6 meses durante 3 años. Después del quinto año, se programan una vez al año.

Se realizan exámenes físicos, incluido un examen de pelvis, según sea necesario. Si aún no se han realizado pruebas de biomarcadores, se recomiendan en este momento.

Se realizan exámenes físicos, estudios de diagnóstico por imágenes y análisis de sangre según sea necesario. Si se obtuvieron niveles elevados de CA-125 u otros marcadores tumorales antes del tratamiento, se vigilarán después del mismo.

Si el cáncer reaparece, las opciones de tratamiento incluyen lo siguiente:

- Tratamiento dirigido con un inhibidor de la cinasa.
- Tratamiento hormonal.
- Quimioterapia (si no se administró antes).
- Tratamiento dirigido basado en biomarcadores (si el cáncer tiene biomarcadores).
- Observación.

Tumores epiteliales serosos limítrofes de ovario

Los tumores epiteliales serosos limítrofes de ovario también se denominan tumores de bajo potencial maligno (LMP). Estos tumores poco frecuentes tienen características similares al cáncer, pero no invaden otros tejidos como la mayoría de los cánceres.

Los tumores epiteliales limítrofes son de crecimiento lento. En comparación con otros tipos de cáncer de ovario más invasivos, las personas diagnosticadas con un tumor epitelial limítrofe suelen ser más jóvenes y a menudo presentan la enfermedad en estadio 1. También suelen ser candidatas a la cirugía con conservación de la fertilidad.

La cirugía es la principal opción de tratamiento para los tumores epiteliales limítrofes. Tanto la cirugía estándar como la cirugía con conservación de la fertilidad pueden ser opciones. Para tomar esta decisión, es preciso que un oncólogo ginecólogo la evalúe.

Cuando el cáncer persiste después de una cirugía previa

La cirugía previa de un tumor epitelial limítrofe puede considerarse incompleta. Este es el caso si el cáncer no se extirpó por completo o no se estadificó por completo.

Si su médico sospecha que el cáncer permanece en el cuerpo, se recomienda otra cirugía si es posible. Esto puede no ser posible si usted no está lo suficientemente saludable, o si el cáncer no puede ser extirpado quirúrgicamente.

Si desea conservar su fertilidad, la cirugía con conservación de la fertilidad puede ser una opción. Consiste en extirpar solo el ovario con cáncer y su conducto ovárico, junto con cualquier resto de cáncer visible. Esto se denomina salpingooforectomía unilateral (SOU). Para algunas mujeres, puede ser una opción la extirpación de ambos ovarios y trompas de Falopio, pero sin retirar el útero.

Si no desea una cirugía con conservación de la fertilidad, se realiza una cirugía de finalización (histerectomía y extirpación del ovario y la trompa de Falopio opuestos). También se resecará cualquier resto de cáncer. La extirpación y el análisis de los ganglios linfáticos durante la cirugía se considerarán en cada caso en particular.

Después de la cirugía (con conservación de la fertilidad o de finalización), el equipo de patología analizará los tejidos extirpados. A veces, el tipo de tumor cambia como resultado de estas pruebas. Si los resultados finales confirman que es limítrofe, a continuación se describe la atención de seguimiento.

Cirugía completa previa

Si el cáncer se resecó completamente y no se encontró carcinoma seroso de bajo grado, se recomienda la observación. Si se encontró carcinoma seroso de bajo grado, se recomiendan más tratamientos.

Seguimiento

Los exámenes físicos se realizan cada 3 a 12 meses durante los primeros 5 años después del tratamiento. Luego de este plazo, se le indicarán según sea necesario. El médico también puede realizar un examen de pelvis en estas visitas.

Si los niveles de CA-125 u otros marcadores tumorales eran elevados en el momento del diagnóstico, deberán controlarse en cada consulta de seguimiento. Se realizan otros análisis de sangre y estudios de diagnóstico por imágenes según sea necesario. Si el médico sospecha que el cáncer ha reaparecido, puede solicitar un diagnóstico por imágenes.

Si se ha realizado una cirugía con conservación de la fertilidad, es posible que se le realicen ecografías después del tratamiento. Esto puede ayudar a detectar precozmente la recurrencia. Hable con su médico sobre la cirugía de finalización después de haber tenido el bebé.

Recidiva

La reaparición del cáncer después del tratamiento se llama recidiva o recurrencia. En caso de recidiva, suele recomendarse la cirugía de citorreducción cuando sea posible. El objetivo de esta cirugía es extirpar todo el cáncer que el cirujano pueda ver.

Los resultados de la cirugía pueden mostrar que el tumor es de un tipo diferente al que se pensaba. Se recomienda un tratamiento basado en el tipo de tumor actualizado.

Tumores malignos de células germinales

Aunque son muy poco frecuentes, los tumores de células germinales son el tipo más frecuente de cáncer de ovario diagnosticado en personas de 16 a 20 años. Estos tumores no epiteliales suelen diagnosticarse en la fase más temprana y tienen excelentes resultados de tratamiento.

Entre los tipos de tumores de células germinales se incluyen los siguientes:

- Disgerminoma
- Teratoma inmaduro
- Tumor embrionario
- Tumor del seno endodérmico (saco vitelino)

Los siguientes marcadores tumorales suelen encontrarse en cantidades superiores a las normales en las personas con un tumor maligno de células germinales:

- Alfafetoproteína (AFP)
- Gonadotropina coriónica humana beta (β-hCG)
- Lactato deshidrogenasa (LDH)

Tratamiento

Si desea tener hijos después del tratamiento, se recomienda la cirugía con conservación de la fertilidad. El cáncer puede presentarse en cualquier estadio. Al mismo tiempo se realiza una estadificación quirúrgica completa.

La vigilancia después de la cirugía con conservación de la fertilidad incluye ecografías de manera periódica. Hable con su médico sobre la cirugía de finalización después de haber tenido el bebé.

Para quienes no desean conservar la fertilidad, se recomienda una cirugía de finalización con estadificación quirúrgica completa. Los tumores malignos de células germinales se estadifican con el mismo sistema utilizado para los cánceres de ovario comunes. En niños o adolescentes con tumores de células germinales en estadio temprano, puede omitirse la estadificación quirúrgica completa.

Después de la cirugía, se recomienda la quimioterapia para la mayoría de los tumores **malignos** de células germinales. Esto incluye lo siguiente:

- Tumores embrionarios en cualquier estadio.
- Tumor del seno endodérmico en cualquier estadio (tumor del saco vitelino).
- Disgerminoma en estadio 2, 3 o 4.
- Teratoma inmaduro en estadio 1, grado 2 o 3.
- Teratoma inmaduro en estadio 2, 3 o 4.
- Coriocarcinoma no gestacional en cualquier estadio.

Algunos tumores de células germinales no necesitan quimioterapia después de la cirugía. La observación con vigilancia se recomienda en los casos siguientes:

- disgerminomas en estadio 1 y
- teratomas inmaduros en estadio 1, grado 1.

Para los tumores que necesitan quimioterapia, se prefieren de 3 a 4 ciclos de la pauta terapéutica BEP (bleomicina, etopósido y cisplatino). La bleomicina puede dañar los pulmones. Antes de iniciar la quimioterapia, le harán pruebas para comprobar el funcionamiento de los pulmones. En algunos casos no puede utilizarse bleomicina. Su equipo hablará con usted sobre otras opciones.

Después de la quimioterapia, se le indicarán estudios de diagnóstico por imágenes para determinar cómo ha respondido el cáncer. Si la respuesta a la quimioterapia es completa, deberá realizarse controles de seguimiento cada 2 o 4 meses durante 2 años.

Si los niveles de AFP y beta-HCG eran altos en un principio, estos marcadores tumorales también se controlarán con un análisis de sangre. **Consulte la Guía 5.**

Neoplasia residual o enfermedad recurrente

A veces, el tumor no desaparece por completo con el tratamiento. Esto se llama neoplasia residual. O bien, el tumor puede reaparecer después del tratamiento. Esto se llama enfermedad recurrente.

Si el tumor todavía se puede ver en los estudios de diagnóstico por imágenes después de la cirugía y la quimioterapia, y los niveles de marcadores

Guía 5
Vigilancia de los tumores malignos de células germinales

	Año 1	Año 2	Año 3	Años 4 a 5	Después de 5 años
Disgerminoma					
Examen físico y análisis de sangre de marcadores tumorales	Cada 2 a 3 meses	Cada 3 a 4 meses	Cada 6 meses	Cada 6 meses	Cada año
TC de abdomen y pelvis	Cada 3 a 4 meses	Cada 6 meses	Cada año	Cada año	Según sea necesario
No disgerminoma					
Examen físico y análisis de sangre de marcadores tumorales	Cada 2 meses	Cada 2 meses	Cada 4 a 6 meses	Cada 6 meses	Cada año
Diagnóstico por imágenes	TC de tórax, abdomen y pelvis cada 3 a 4 meses	TC de tórax, abdomen y pelvis cada 4 a 6 meses	TC de abdomen y pelvis cada 4 a 6 meses	TC de abdomen y pelvis cada 6 a 12 meses	Según sea necesario

tumorales son normales, su médico puede sugerir la cirugía para extirpar el tejido tumoral restante. La observación con estudios de diagnóstico por imágenes también es una opción.

Si se planifica la cirugía, los siguientes pasos dependerán de los resultados de esta. Si no se ha podido extirpar todo el cáncer, su médico puede recomendarle dos ciclos más de quimioterapia con derivados del platino.

Para las personas con cáncer confirmado (residual o recurrente) después de la quimioterapia de primera línea y con marcadores tumorales anormales (AFP o β-hCG), las opciones para intentar curar el cáncer incluyen lo siguiente:

- Quimioterapia TIP (paclitaxel + ifosfamida + cisplatino).
- Quimioterapia de dosis alta con trasplante de células hematopoyéticas (TCH).

En algunas personas, un trasplante de células hematopoyéticas puede curar el cáncer. Si su médico considera que es posible la curación, la deben derivar a un centro de atención especializada para una consulta sobre quimioterapia de dosis alta y rescate de células madre. Las pautas terapéuticas específicas de quimioterapia de dosis alta utilizadas varían según los centros oncológicos.

Si el tratamiento con TIP o quimioterapia de dosis altas no es posible o no se desea, la quimioterapia paliativa es una opción. El objetivo de atención es hacerla sentir más confortable y mejorar su calidad de vida. Existen muchas opciones para la quimioterapia paliativa. Converse con su médico sobre cuál puede ser la opción más adecuada para usted.

Para los cánceres con los siguientes biomarcadores, la inmunoterapia con un inhibidor del punto de control también puede ser una opción.

- Inestabilidad microsatelital alta (MSI-H).
- Deficiencia de reparación de desajustes (dMMR).
- Carga mutacional tumoral alta (TMB-H).

La radioterapia dirigida a la zona del tumor puede ayudar a aliviar los síntomas causados por el cáncer. Recuerde también que recibir solo tratamiento complementario sin ningún otro tratamiento es siempre una opción.

Tumores malignos del estroma de los cordones sexuales

Los tumores malignos del estroma de los cordones sexuales no son epiteliales. Estos tumores poco frecuentes incluyen los tumores de células de la granulosa (los más frecuentes) y los tumores de células de Sertoli-Leydig. El pronóstico (perspectiva) de ambos tipos es bueno. La mayoría de las personas a las que se les diagnostica un tumor maligno de células de la granulosa presentan la enfermedad en estadio temprano y el cáncer suele ser de crecimiento lento.

En los tumores malignos del estroma de los cordones sexuales, se recomienda la cirugía para estadificar el cáncer. La disección (extirpación) de los ganglios linfáticos no suele incluirse en la estadificación quirúrgica de estos tumores.

Si se desea conservar la fertilidad y el cáncer no se ha extendido más allá del ovario, se puede optar por una cirugía con conservación de la fertilidad y estadificación completa. Si se planifica esta cirugía, hable con su médico sobre la posibilidad de completarla una vez finalizada la maternidad. En la cirugía de finalización, se extirpa el útero junto con el ovario y la trompa de Falopio restantes.

Los próximos pasos del tratamiento dependen del estadio del cáncer, que se determina mediante la cirugía. Los tumores malignos del estroma de los cordones sexuales se estadifican con el mismo sistema utilizado para los cánceres de ovario comunes.

Estadio 1

Se recomienda la observación después de la cirugía para los tumores en estadio 1 de bajo riesgo. Los tumores en estadio 1 de riesgo medio o alto pueden observarse o tratarse con quimioterapia con derivados del platino. La pauta terapéutica de quimioterapia preferida en este momento es paclitaxel y carboplatino.

Estadios 2, 3 o 4

Para las personas con un tumor en estadio 2, 3 o 4, las opciones de tratamiento incluyen quimioterapia con derivados del platino y radioterapia. La radiación es una opción solo si hay una cantidad limitada de cáncer en el cuerpo. De lo contrario, se suele administrar quimioterapia.

Vigilancia

Los tumores de células de la granulosa pueden reaparecer décadas después del tratamiento. Se recomienda una vigilancia prolongada después del tratamiento de estos tumores.

Los exámenes físicos se realizan según sea necesario en función del estadio del cáncer. En el caso de los cánceres en estadio temprano y de bajo riesgo, suelen realizarse una o dos veces al año. Para las enfermedades de alto riesgo, los exámenes se realizan con mayor frecuencia (aproximadamente cada 4 a 6 meses).

Los tumores del estroma de los cordones sexuales, especialmente los tumores de células de la granulosa, pueden producir una proteína llamada inhibina. Si el nivel de inhibina en la sangre era alto en el momento del diagnóstico, es posible que su médico siga controlándolo después del tratamiento. Si el nivel aumenta, podría ser un signo de recidiva. Tenga en cuenta que un análisis de sangre por sí solo no puede confirmar que el cáncer haya reaparecido.

Las pruebas de CA-125 y otros marcadores tumorales son individualizadas. Si su médico se lo recomienda, la frecuencia de los análisis dependerá también del estadio del cáncer. Los análisis de sangre pueden solicitarse una o dos veces al año si el cáncer está en estadio temprano y es de bajo riesgo. En los casos de alto riesgo, los análisis pueden solicitarse cada 4 o 6 meses.

El diagnóstico por imágenes no es necesario de manera periódica después del tratamiento. Puede solicitarse si aparecen síntomas de cáncer, si los niveles de marcadores tumorales son elevados o si se observan hallazgos preocupantes en el examen físico.

Recidiva

Una recidiva (también llamada recurrencia) es la reaparición del cáncer después de haber estado libre de este. Para las personas con un tumor en estadio 2, 3 o 4 que sufren una recidiva, las opciones incluyen lo siguiente:

- Inscripción en un ensayo clínico
- Quimioterapia
- Hormonoterapia

La quimioterapia es la opción más frecuente. La pauta terapéutica preferida en este momento es carboplatino y paclitaxel. Existen otras pautas recomendadas que su profesional de atención médica puede recomendarle.

Si se planifica un tratamiento hormonal en lugar de quimioterapia, las opciones incluyen inhibidores de la aromatasa (anastrazol, exemestano, letrozol), leuprolida o acetato de goserelina (para tumores de células de la granulosa) y tamoxifeno.

Su médico puede recomendarle otra cirugía para extirpar la mayor parte posible del cáncer. La radioterapia dirigida a la zona del tumor puede ayudar a aliviar los síntomas causados por el cáncer. Recuerde también que recibir solo tratamiento complementario sin ningún otro tratamiento es siempre una opción.

Puntos clave

- Los cánceres de ovario menos frecuentes (LCOC) suelen diagnosticarse durante una cirugía u otro procedimiento.
- Se recomienda especialmente recibir tratamiento como parte de un ensayo clínico, si existe un ensayo abierto en el que sea elegible para participar.
- Si un ensayo clínico no es una opción, el tratamiento de estos cánceres poco frecuentes es individualizado y suele incluir quimioterapia.
- Si aún no se le ha realizado, es posible que primero se le practique una cirugía para extirpar cualquier resto de cáncer y estadificarlo.

5

Supervivencia

La supervivencia comienza desde el día en que se enteró que tenía cáncer de ovario. Se enfoca en las cuestiones físicas, emocionales y financieras particulares de las personas que han padecido cáncer.

Su profesional de atención primaria

Una vez finalizado el tratamiento contra el cáncer, su profesional de atención primaria (PCP) y su oncólogo trabajarán juntos para asegurarse de que reciba la atención de seguimiento recomendada.

Pida a su oncólogo un plan por escrito sobre lo cuidados de supervivencia que incluya lo siguiente:

- Un resumen de su historial de tratamiento del cáncer.
- Una descripción de los posibles efectos secundarios a corto, mediano y largo plazo.
- Un cronograma de pruebas de seguimiento del cáncer.
- Información sobre cuándo se transferirá su atención a su médico de atención primaria.
- Recomendaciones para su salud y bienestar generales.

Para muchas sobrevivientes, el final del tratamiento marca un momento de celebración, pero también de ansiedad. Esto es normal. Quizás necesite apoyo para tratar los problemas que surgen de no visitar regularmente a su equipo de atención oncológica.

Pago de la atención médica

Los sobrevivientes de cáncer se enfrentan a una carga financiera extraordinaria. Pagar las consultas médicas, las pruebas y los tratamientos puede llegar a ser excesivamente oneroso, sobre todo para quienes tienen un seguro médico limitado o carecen de él. También puede tener otros gastos no relacionados directamente con el tratamiento, como los gastos de viaje y el costo del cuidado de los niños o las ausencias del trabajo. El término toxicidad financiera se utiliza para describir los problemas a los que se enfrentan los pacientes en relación con el costo de la atención médica.

La toxicidad financiera puede afectar a su calidad de vida y al acceso a la atención médica necesaria. Si necesita ayuda para pagar sus cuidados oncológicos, es posible que disponga de asistencia financiera. Hable con un orientador de pacientes, con el trabajador social de su equipo de atención médica y con el departamento de servicios financieros de su hospital.

Hábitos saludables

A continuación, se describen las medidas que puede tomar para prevenir otros problemas de salud y para mejorar su calidad de vida.

Detección del cáncer

Hágase pruebas de detección para otros tipos de cáncer, como de mama, colorrectal, de pulmón y de piel. Su médico de atención primaria le indicará qué otras pruebas de detección del cáncer debe hacerse de acuerdo con su edad y su nivel de riesgo.

Otros cuidados médicos

Obtenga la atención médica recomendada para su edad, como el control de la presión sanguínea, pruebas de detección de la hepatitis C y vacunas (como la de la gripe).

Alimentación y ejercicio

Llevar un estilo de vida sano incluye mantener un peso corporal saludable. Trate de hacer ejercicio de intensidad moderada durante al menos 150 minutos por semana. Todas las pacientes deben consultar a su médico antes de iniciar un nuevo régimen de ejercicios. Siga una dieta saludable con muchos alimentos de origen vegetal, frutas, verduras y cereales integrales.

El alcohol puede aumentar el riesgo de padecer ciertos tipos de cáncer. Beba poco o nada de alcohol.

Dejar de fumar

Si consume productos de tabaco, ¡deje de fumar! Hay asesoramiento y otros recursos disponibles. Su equipo de tratamiento puede ayudarla.

Tratamientos complementarios y alternativos

Los tratamientos complementarios y alternativos pueden ayudar a paliar los efectos secundarios y mejorar la comodidad y el bienestar durante y después del tratamiento del cáncer. Algunas de estas prácticas y productos incluyen los siguientes:

- ✓ Acupuntura
- ✓ Suplementos dietéticos
- ✓ Medicina oriental
- ✓ Marihuana medicinal
- ✓ Infusiones y preparados a base de hierbas
- ✓ Homeopatía
- ✓ Hipnosis
- ✓ Meditación
- ✓ Reiki
- ✓ Yoga
- ✓ Terapia de masajes

Si tiene preguntas o siente curiosidad por los tratamientos complementarios, hable con su equipo de atención oncológica. Muchos centros oncológicos cuentan con programas de oncología integrativa. Este enfoque para la atención oncológica combina el tratamiento convencional (estándar) del cáncer con tratamientos complementarios y alternativos. Asegúrese de informar a su equipo de atención si está tomando algún suplemento a base de hierbas. Algunos pueden interactuar con la quimioterapia.

Más información

Para obtener más información sobre la supervivencia al cáncer, visite NCCN.org/patientguidelines:

- *Atención a los sobrevivientes para una vida saludable*
- *Atención a los sobrevivientes para los efectos tardíos y a largo plazo relacionados con el cáncer*

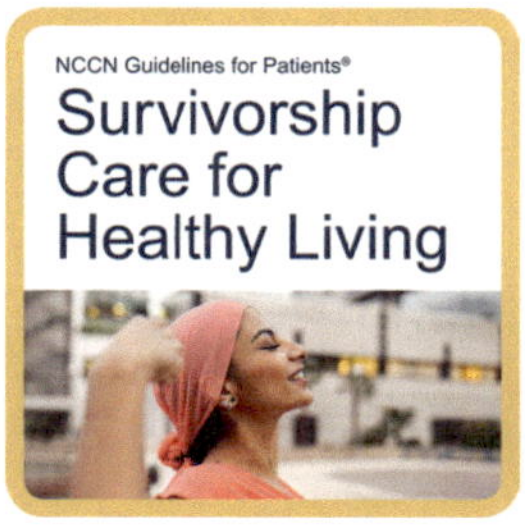

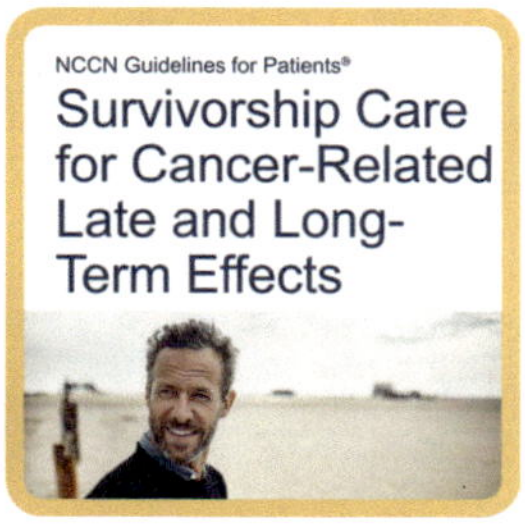

Estos recursos abordan temas relevantes para las sobrevivientes de cáncer de ovario, entre ellos:

- Ansiedad, depresión y angustia
- Fatiga
- Dolor
- Salud sexual
- Problemas de sueño
- Estilos de vida saludables
- Vacunas
- Preocupaciones sobre el empleo, el seguro y la discapacidad

Puntos clave

- La supervivencia se enfoca en las cuestiones físicas, emocionales y financieras particulares de las personas que han padecido cáncer.
- La atención de supervivencia mejora si su oncólogo y su profesional de atención primaria (PCP) trabajan juntos para proporcionarle los cuidados a largo plazo que necesita.
- El plan de atención de supervivencia es útil al traspasar su cuidado al médico de cabecera.
- Los hábitos saludables desempeñan un papel fundamental para ayudar a prevenir otras enfermedades y segundos cánceres.
- Si le preocupa cómo pagar su atención oncológica, es posible que disponga de asistencia financiera.

6

Toma de decisiones sobre el tratamiento

Es importante que se sienta cómodo con el tratamiento del cáncer que elija. Esta elección comienza cuando tiene una conversación franca y honesta con su equipo de atención.

Es su decisión

Al tomar decisiones compartidas, usted y su equipo de atención comparten información, conversan sobre las opciones y se ponen de acuerdo respecto del plan de tratamiento. Esto comienza con una conversación franca y honesta entre usted y su equipo de atención.

Las decisiones acerca del tratamiento son muy personales. Lo que es importante para usted puede no serlo para otra persona. Algunas cosas que pueden afectar su toma de decisiones:

- Lo que usted desea y en qué difiere de lo que desean los demás.
- Sus creencias religiosas y espirituales.
- Lo que piensa acerca de determinados tratamientos.
- Lo que piensa en cuanto al dolor o los efectos secundarios.
- El costo del tratamiento, el traslado hasta los centros de tratamiento y el tiempo lejos de la escuela o el trabajo.
- La calidad de vida y la longevidad.
- Lo activo que es usted y las actividades que le resultan importantes.

Piense en lo que desea obtener del tratamiento. Hable francamente de los riesgos y los beneficios que conllevan los tratamientos y procedimientos específicos. Pondere las opciones y hable de sus inquietudes con su equipo de atención. Si se toma el tiempo de entablar una relación con su equipo de atención, lo ayudará a sentir apoyo cuando considere las alternativas y tome decisiones sobre el tratamiento.

Segunda opinión

Es normal querer comenzar el tratamiento lo antes posible. Si bien el cáncer no puede ignorarse, hay tiempo para que otro médico analice los resultados de sus estudios y sugiera un plan de tratamiento. Esto se llama buscar una segunda opinión y es una parte habitual del tratamiento del cáncer. ¡Los médicos también buscan segundas opiniones!

Puede prepararse de la siguiente manera:

- Verifique las normas sobre segundas opiniones de su compañía de seguro. Puede haber gastos adicionales por consultar médicos que no estén cubiertos por su plan de seguro.
- Planifique que le envíen copias de todos sus registros al médico que le dará una segunda opinión.

Grupos de apoyo

Muchas personas con diagnóstico de cáncer consideran útiles los grupos de apoyo. Los grupos de apoyo suelen incluir a personas en diferentes etapas del tratamiento. Algunas pueden estar recién diagnosticadas, mientras que otras pueden haber terminado el tratamiento. Si no hay grupos de apoyo para personas con cáncer en su hospital o en su comunidad, revise los sitios web que aparecen en este libro.

Preguntas para hacer

En las páginas que siguen, hay posibles preguntas para hacerle al equipo de atención. No dude en usar estas preguntas o crear las suyas propias.

Preguntas sobre las opciones de tratamiento

1. ¿Puedo someterme a una intervención en primer lugar? ¿Por qué sí, o por qué no?
2. ¿Existen opciones de ensayos clínicos para mí? (consulte también la página siguiente)
3. ¿De qué manera repercuten en mis opciones de tratamiento mi edad, mi estado de salud general y otros factores?
4. ¿Qué tipo de cirugía me recomienda? ¿Cuándo la necesito?
5. ¿Qué sucede si estoy embarazada o planeo embarazarme en el futuro?
6. ¿Necesitaré quimioterapia después de la cirugía? ¿Durante cuánto tiempo?
7. ¿Mi cáncer tiene algún biomarcador? ¿Cómo afecta esto a mi tratamiento?
8. ¿Sugiere opciones diferentes a las que recomienda NCCN? En caso afirmativo, ¿por qué?
9. ¿Puede derivarme a especialistas en nutrición, salud sexual o salud mental?

Preguntas sobre los ensayos clínicos

1. ¿Me recomienda que considere un ensayo clínico para el tratamiento?
2. ¿Cómo averiguo sobre los ensayos clínicos en los que puedo participar?
3. ¿Cuál es el tratamiento que se usa en los ensayos clínicos? ¿Se usó para tratar otros tipos de cáncer?
4. ¿Cuáles son los riesgos y beneficios de este tratamiento?
5. ¿Qué efectos secundarios debo esperar y cómo se tratarán?
6. ¿Cuánto tiempo participaré en el ensayo clínico?
7. ¿Podré recibir otro tratamiento si este no funciona?
8. ¿Cómo sabrá si el tratamiento es eficaz?
9. ¿El ensayo clínico tendrá algún costo para mí?
10. ¿Qué procedimientos o pruebas adicionales son necesarios?

Preguntas sobre la supervivencia y los efectos tardíos

1. ¿Cuál es la probabilidad de que no tenga cáncer después del tratamiento?
2. ¿Qué efectos tardíos causa este tratamiento? ¿Cómo se detectan?
3. ¿Qué probabilidades hay de que el cáncer reaparezca o de que tenga otro tipo de cáncer?
4. ¿Qué pruebas de seguimiento necesitaré y quién se encarga de programarlas?
5. ¿A quién debo acudir para el seguimiento? ¿Con qué frecuencia? ¿Durante cuántos años?
6. ¿Qué debo hacer si tengo problemas para pagar la atención de seguimiento?
7. Busco un grupo de apoyo para sobrevivientes. ¿Qué servicios de apoyo u otros recursos puede recomendarme?
8. Si me mudo después del tratamiento, ¿me ayudarán a encontrar un nuevo médico?

Preguntas sobre los recursos y apoyos

1. ¿Con quién debo hablar sobre vivienda, preparación de comidas y otras necesidades básicas?
2. ¿Qué ayudas existen para el transporte, el cuidado de los niños y la atención domiciliaria?
3. ¿Cuánto cuesta el tratamiento? ¿Qué parte cubrirá mi seguro?
4. ¿Qué ayuda existe para pagar los medicamentos y tratamientos?
5. ¿Qué otros servicios están a mi disposición y a la de mis cuidadores?
6. ¿Cómo me conecto con los demás para crear un sistema de apoyo?
7. ¿Quién puede ayudarme con mis preocupaciones por faltar al trabajo o a clase?
8. ¿Con quién puedo hablar si no me siento seguro en mi casa, el trabajo o mi barrio?
9. ¿Cómo puedo conseguir ayudar para dejar de fumar o vapear?

Recursos

Bone Marrow y Cancer Foundation
bonemarrow.org

CancerCare
cancercare.org/

Cancer Hope Network
Cancerhopenetwork.org

FORCE: Facing Our Risk of Cancer Empowered
facingourrisk.org

Imerman Angels
Imermanangels.org

National Coalition for Cancer Survivorship
www.canceradvocacy.org

National Ovarian Cancer Coalition (NOCC)
Ovarian.org

Ovarcome
ovarcome.org

Ovarian Cancer Research Alliance (OCRA)
ocrahope.org

Sharsheret
sharsheret.org

Triage Cancer
Triagecancer.org

Unite for HER
uniteforher.org

Base de datos de ensayos clínicos de U.S. National Library of Medicine
clinicaltrials.gov/

Palabras que debe conocer

abdomen
La zona del vientre entre el tórax y la pelvis.

antígeno del cáncer-125 (CA-125)
Sustancia que puede encontrarse en cantidades elevadas en la sangre de pacientes con cáncer de ovario.

ascitis
Acumulación anormal de líquido en el vientre (abdomen) o la pelvis.

asesoramiento genético
Una charla con un experto sobre el riesgo de padecer una enfermedad en función de ciertos cambios en los genes.

biomarcador
Características de un cáncer o tumor que pueden ayudar a guiar el tratamiento. Los biomarcadores en algunos cánceres de ovario incluyen mutaciones somáticas del gen *BRCA*, deficiencia de recombinación homóloga, MSI, MMR, expresión de HER2, TMB, mutación V600E del gen *BRAF*, expresión de FRα, mutaciones del gen *RET* y fusión del gen *NTRK*.

biopsia
Extirpación de pequeñas cantidades de tejido del cuerpo que se estudian para comprobar si hay enfermedad.

cáncer de ovario hereditario
Cáncer de ovario causado por mutaciones genéticas transmitidas de padres a hijos.

cáncer epitelial de ovario
El cáncer que comienza en las células que forman la capa exterior de tejido que rodea los ovarios.

cánceres de ovario menos frecuentes (LCOC)
Tipos poco comunes de cáncer de ovario, algunos de los cuales son cánceres epiteliales. Entre ellos se incluyen el carcinosarcoma, el carcinoma de células claras, las neoplasias mucinosas, los tumores endometrioides de grado 1, serosos de bajo grado, epiteliales limítrofes, malignos del estroma de los cordones sexuales y malignos de células germinales. También se denominan histologías ováricas menos frecuentes (LCOH).

cápsulas
Una capa delgada de tejido que rodea los ovarios.

carcinoma de células claras del ovario
Un tipo poco frecuente de cáncer epitelial de ovario, en el que el interior de las células parece transparente cuando se observa al microscopio. Un tipo de cáncer de ovario menos frecuente (LCOC).

carcinoma endometrioide de ovario
Tipo de cáncer epitelial de ovario. Los tumores endometrioides de grado 2 y 3 son frecuentes. Los tumores endometrioides de grado 1 son cánceres de ovario menos frecuentes (LCOC).

carcinoma mucinoso de ovario
Uno de los cuatro tipos de cáncer epitelial. Un tipo de cáncer de ovario menos frecuente (LCOC).

cirugía citorreductora
Intervención quirúrgica en la que se extirpa tanto cáncer como sea posible. También se llama citorreducción.

cirugía con conservación de la fertilidad
Intervención quirúrgica para extirpar un ovario con su trompa de Falopio.

citorreducción
Intervención quirúrgica en la que se extirpa tanto cáncer como sea posible. También se llama cirugía citorreductora.

cuello uterino
La parte baja del útero que se conecta con la vagina.

deficiencia de recombinación homóloga (HRD)
Una característica de algunos cánceres de ovario que puede ayudar a guiar el tratamiento. Las mutaciones del gen *BRCA* son una forma de HRD. También se puede ser HRD positivo sin una mutación del gen *BRCA*.

ensayo clínico
Investigación sobre un estudio o tratamiento para evaluar su seguridad y eficacia.

epiplón
Una capa de tejido graso que cubre los órganos del vientre (abdomen).

estadio anatomopatológico
El estadio anatomopatológico o quirúrgico se determina al examinar el tejido extraído durante la cirugía.

estadio clínico
El estadio previo al tratamiento de un cáncer. El estadio clínico ofrece una estimación de cuánto se ha extendido el cáncer.

estadio del cáncer
Una clasificación del crecimiento y la extensión del cáncer en el cuerpo, según lo determinado por la cirugía.

estadio quirúrgico
La extensión del cáncer, según lo determinado por la cirugía.

estadio quirúrgico
La extensión del cáncer, según lo determinado mediante el examen de los tejidos extirpados durante la cirugía.

estudios genéticos
Análisis de sangre o saliva para detectar mutaciones de la línea germinal (hereditarias) que causan cáncer de ovario. Se recomienda a todas las personas diagnosticadas con cáncer de ovario.

ganglios linfáticos
Pequeños grupos de células especiales que combaten enfermedades que se encuentran en todo el cuerpo.

genes *BRCA1* o *BRCA2*
Genes que intervienen en la reparación del ADN. Los cambios anormales (mutaciones) en cualquiera de estos genes aumentan el riesgo de desarrollar cáncer de seno y ovario.

grado del cáncer
Es una escala mediante la que se analiza el grado de anormalidad de las células cancerosas bajo un microscopio. Los cánceres de alto grado crecen y se extienden más rápidamente que los de bajo grado.

histerectomía
Una cirugía para extirpar el útero.

implante
Células cancerosas que se desprenden del tumor primario y forman nuevos tumores en la superficie de los órganos y tejidos cercanos.

inhibidores de PARP
Un tipo de tratamiento oral dirigido utilizado como terapia de mantenimiento en algunos cánceres de ovario.

laparotomía
Cirugía en la que se hace un corte largo y vertical en la pared del vientre (abdomen).

linfa
Líquido transparente que contiene glóbulos blancos para luchar contra las infecciones y las enfermedades.

marcador tumoral
Una sustancia que se encuentra en un tejido o fluido corporal que podría ser un signo de cáncer.

médico oncólogo
Médico que se especializa en tratamiento de cáncer con medicamentos, como la quimioterapia.

menopausia
El momento en el que cesan los ciclos menstruales.

menopausia quirúrgica
La aparición de la menopausia causada por una cirugía. Es el resultado de una caída repentina de estrógenos en el organismo.

metástasis
Diseminación de las células cancerosas del primer tumor a otra parte del cuerpo.

metástasis microscópicas
Células cancerosas que se han extendido del primer tumor a otra parte del cuerpo, pero son muy pequeñas para verlas a simple vista.

mutación de la línea germinal
Cambio genético que se transmite de padres a hijos biológicos.

mutación somática
Un cambio no hereditario en el ADN. También se conoce como mutación tumoral.

neuropatía
Un problema en los nervios que causa dolor, hormigueo y entumecimiento en las manos y los pies.

oncólogo ginecólogo
Un cirujano que es experto en los cánceres que comienzan en los órganos reproductores femeninos. También puede administrar la quimioterapia. Un oncólogo ginecólogo debe realizar la cirugía del cáncer de ovario.

ovario
Uno de los dos órganos que producen óvulos para la reproducción y generan hormonas.

patólogo
Un médico experto en el análisis de células y tejido para detectar enfermedades.

peritoneo
La capa de tejido que recubre el interior del vientre (abdomen) y la cavidad pélvica, y cubre la mayoría de los órganos que se encuentran en ese espacio.

quimioterapia
Medicamentos que matan las células que crecen rápido en todo el cuerpo, tanto las cancerosas como las normales.

quimioterapia adyuvante
Quimioterapia que se administra después de una cirugía.

quimioterapia con derivados del platino
Tratamiento con dos o más medicamentos de quimioterapia en el que el medicamento principal es un derivado del platino. Algunos de estos medicamentos son el cisplatino y el carboplatino.

quimioterapia intraperitoneal hipertérmica (HIPEC)
Tratamiento contra el cáncer que consiste en llenar la cavidad abdominal con fármacos quimioterapéuticos calentados.

quimioterapia intraperitoneal (IP)
Medicamentos de quimioterapia que se administran directamente dentro del vientre (abdomen) a través de un tubo delgado.

quimioterapia neoadyuvante
Quimioterapia que se administra antes de una cirugía.

recidiva
La reaparición del cáncer después del tratamiento. También se llama recurrencia.

resistente a los derivados del platino
Cuando los medicamentos para el cáncer derivados del platino, como el cisplatino y el carboplatino, no funcionan bien contra la enfermedad.

salpingooforectomía bilateral (SOB)
Intervención quirúrgica para extirpar ambos ovarios y ambas trompas de Falopio.

salpingooforectomía unilateral (SOU)
Intervención quirúrgica para extirpar un ovario con su trompa de Falopio.

sensible a los derivados del platino
Cuando los medicamentos para el cáncer derivados del platino, como el cisplatino y el carboplatino, funcionan bien contra la enfermedad.

seroso
Tipo de cáncer epitelial de ovario. Los tumores serosos de grado 2 y 3 (alto grado) son los cánceres de ovario más frecuentes. Los tumores serosos de grado 1 (bajo grado) son cánceres de ovario menos frecuentes (LCOC).

síndrome de Lynch
Cambios anormales en los genes que aumentan la probabilidad de sufrir cáncer rectal, endometrial, ovárico, de colon y de otros tipos. También se llama cáncer colorrectal hereditario no asociado a poliposis (HNPCC).

sofocos
Una afección que se caracteriza por tener mucho calor y sudar por períodos cortos.

taxano
Tipo de fármaco de quimioterapia. Suele administrarse con un fármaco de quimioterapia con platino para tratar el cáncer de ovario.

terapia de mantenimiento
Tratamiento que se da para continuar (mantener) los buenos resultados de un tratamiento anterior.

tratamiento complementario
Tratamiento que se da para aliviar los síntomas de una enfermedad. También se le llama “cuidados paliativos”.

tratamiento dirigido
Un tratamiento con medicamentos dirigidos específicamente a una característica específica o única de las células cancerosas.

tratamiento hormonal
Es un tratamiento que agrega, bloquea o elimina hormonas. El objetivo es ayudar a ralentizar el crecimiento del cáncer de ovario. Puede utilizarse para el cáncer de ovario persistente o recurrente, y con mayor frecuencia para tumores de grado bajo. También se denomina terapia antiestrogénica.

trompa de Falopio
Un tubo delgado a través del cual viaja el óvulo del ovario hacia el útero.

tumor de bajo potencial maligno (LMP)
Un tumor formado por células anormales que se inicia en las células epiteliales del ovario. Este tipo de tumor crece lentamente y no invade otros tejidos. Un tipo de cáncer de ovario menos frecuente (LCOC). También llamado tumor epitelial limítrofe.

Colaboradores de NCCN

Esta guía para pacientes se basa en NCCN Clinical Practice Guidelines in Oncology (NCCN Guidelines®) para el cáncer de ovario/trompas de Falopio/peritoneal primario, versión 3.2024. Fue adaptada, revisada y publicada con la colaboración de las siguientes personas:

Dorothy A. Shead, máster en Ciencias
Directora ejecutiva de Operaciones de Información para Pacientes

Erin Vidic, máster en Artes
Redactora médica sénior, Información para pacientes

Laura Phillips
Artista gráfica

El desarrollo de la NCCN Clinical Practice Guidelines in Oncology (NCCN Guidelines®) para el cáncer de ovario/trompas de Falopio/peritoneal primario, versión 3.2024, estuvo a cargo de los siguientes miembros del panel de NCCN:

Dra. Deborah K. Armstrong, presidenta
The Sidney Kimmel Comprehensive Cancer Center, Johns Hopkins

Dr. Ronald D. Alvarez, máster en Dirección de Empresas/vicepresidente
Vanderbilt-Ingram Cancer Center

Dra. Floor J. Backes
The Ohio State University Comprehensive Cancer Center - James Cancer Hospital and Solove Research Institute

* Dra. Lisa Barroilhet
University of Wisconsin Carbone Cancer Center

Dr. Kian Behbakht
University of Colorado Cancer Center

Dr. Andrew Berchuck
Duke Cancer Institute

Dra. Lee-may Chen
UCSF Helen Diller Family Comprehensive Cancer Center

Dr. Joshua Cohen
City of Hope National Medical Center

* Marie DeRosa, enfermera certificada
Defensora de pacientes

Dr. Eric L. Eisenhauer
Mass General Cancer Center

Dr. David M. Gershenson
The University of Texas MD Anderson Cancer Center

Dra. Heidi J. Gray
Fred Hutchinson Cancer Center

Dra. Rachel Grisham
Memorial Sloan Kettering Cancer Center

Dr. Ardeshir Hakam
Moffitt Cancer Center

Dra. Angela Jain
Fox Chase Cancer Center

Dr. Gottfried E. Konecny
UCLA Jonsson Comprehensive Cancer Center

Dr. Charles A. Leath III, máster en Salud Pública
O'Neal Comprehensive Cancer Center, UAB

Dr. Gary Leiserowitz
UC Davis Comprehensive Cancer Center

Dr. Babak Litkouhi
Stanford Cancer Institute

* Dra. Joyce Liu, máster en Salud Pública
Dana-Farber/Brigham and Women's Cancer Center

* Dra. Lainie Martin
Abramson Cancer Center, University of Pennsylvania

Dra. Daniela Matei
Robert H. Lurie Comprehensive Cancer Center of Northwestern University

Dr. Michael McHale
UC San Diego Moores Cancer Center

Dr. David S. Miller
UT Southwestern Simmons Comprehensive Cancer Center

Dr. John Moroney
The UChicago Medicine Comprehensive Cancer Center

Dra. Sanja Percac-Lima, doctora en Medicina
Mass General Cancer Center

Dra. Elena Ratner, máster en Administración de Empresas
Yale Cancer Center/Smilow Cancer Hospital

* Dra. Sharon Robertson, máster en Salud Pública
Indiana University Melvin and Bren Simon Comprehensive Cancer Center

Dra. Kerry Rodabaugh
Fred & Pamela Buffett Cancer Center

Dr. John Schorge
St. Jude Children's Research Hospital/ The University of Tennessee Health Science Center

Dra. Premal H. Thaker
Siteman Cancer Center, Barnes-Jewish Hospital and Washington University School of Medicine

Dr. Shitanshu Uppal
University of Michigan Rogel Cancer Center

Dr. Roberto Vargas
Case Comprehensive Cancer Center/ University Hospitals Seidman Cancer Center and Cleveland Clinic Taussig Cancer Institute

* Dra. Andrea Wahner Hendrickson
Mayo Clinic Comprehensive Cancer Center

* Dra. Theresa L. Werner
Huntsman Cancer Institute, University of Utah

Dra. Emese Zsiros, doctora en Medicina
Roswell Park Comprehensive Cancer Center

NCCN

Frankie Jones
Especialista en Diseño de Guías

Emily Kovach
Especialista en Diseño de Guías

Swathi Ramakrishnan, doctora en Medicina
Científica en oncología/redactora médica

* Revisaron esta guía para pacientes. Para divulgaciones, visite NCCN.org/disclosures.

Centros oncológicos de NCCN

Abramson Cancer Center,
University of Pennsylvania
Filadelfia, Pensilvania
+1 800.789.7366 • pennmedicine.org/cancer

Case Comprehensive Cancer Center/
University Hospitals Seidman Cancer Center and
Cleveland Clinic Taussig Cancer Institute
Cleveland, Ohio
UH Seidman Cancer Center
+1 800.641.2422 • uhhospitals.org/services/cancer-services
CC Taussig Cancer Institute
+1 866.223.8100 • my.clevelandclinic.org/departments/cancer
Case CCC
+1 216.844.8797 • case.edu/cancer

City of Hope National Medical Center
Duarte, California
+1 800.826.4673 • cityofhope.org

Dana-Farber/Brigham and Women's Cancer Center |
Mass General Cancer Center
Boston, Massachusetts
+1 877.442.3324 • youhaveus.org
+1 617.726.5130 • massgeneral.org/cancer-center

Duke Cancer Institute
Durham, Carolina del Norte
+1 888.275.3853 • dukecancerinstitute.org

Fox Chase Cancer Center
Filadelfia, Pensilvania
+1 888.369.2427 • foxchase.org

Fred & Pamela Buffett Cancer Center
Omaha, Nebraska
+1 402.559.5600 • unmc.edu/cancercenter

Fred Hutchinson Cancer Center
Seattle, Washington
+1 206.667.5000 • fredhutch.org

Huntsman Cancer Institute, University of Utah
Salt Lake City, Utah
+1 800.824.2073 • healthcare.utah.edu/huntsmancancerinstitute

Indiana University Melvin and Bren Simon
Comprehensive Cancer Center
Indianápolis, Indiana
+1 888.600.4822 • www.cancer.iu.edu

Mayo Clinic Comprehensive Cancer Center
Phoenix/Scottsdale, Arizona
Jacksonville, Florida
Rochester, Minnesota
+1 480.301.8000 • Arizona
+1 904.953.0853 • Florida
+1 507.538.3270 • Minnesota
mayoclinic.org/cancercenter

Memorial Sloan Kettering Cancer Center
Nueva York, Nueva York
+1 800.525.2225 • mskcc.org

Moffitt Cancer Center
Tampa, Florida
+1 888.663.3488 • moffitt.org

O'Neal Comprehensive Cancer Center, UAB
Birmingham, Alabama
+1 800.822.0933 • uab.edu/onealcancercenter

Robert H. Lurie Comprehensive
Cancer Center of Northwestern University
Chicago, Illinois
+1 866.587.4322 • cancer.northwestern.edu

Roswell Park Comprehensive Cancer Center
Búfalo, Nueva York
+1 877.275.7724 • roswellpark.org

Siteman Cancer Center, Barnes-Jewish Hospital
and Washington University School of Medicine
San Luis, Misuri
+1 800.600.3606 • siteman.wustl.edu

St. Jude Children's Research Hospital/
The University of Tennessee Health Science Center
Memphis, Tennessee
+1 866.278.5833 • stjude.org
+1 901.448.5500 • uthsc.edu

Stanford Cancer Institute
Stanford, California
+1 877.668.7535 • cancer.stanford.edu

The Ohio State University Comprehensive Cancer Center -
James Cancer Hospital and Solove Research Institute
Columbus, Ohio
+1 800.293.5066 • cancer.osu.edu

The Sidney Kimmel Comprehensive
Cancer Center, Johns Hopkins
Baltimore, Maryland
+1 410.955.8964
www.hopkinskimmelcancercenter.org

The UChicago Medicine Comprehensive Cancer Center
Chicago, Illinois
+1 773.702.1000 • uchicagomedicine.org/cancer

The University of Texas MD Anderson Cancer Center
Houston, Texas
+1 844.269.5922 • mdanderson.org

UC Davis Comprehensive Cancer Center
Sacramento, California
+1 916.734.5959 • +1 800.770.9261
health.ucdavis.edu/cancer

UC San Diego Moores Cancer Center
La Jolla, California
+1 858.822.6100 • cancer.ucsd.edu

UCLA Jonsson Comprehensive Cancer Center
Los Ángeles, California
+1 310.825.5268 • uclahealth.org/cancer

UCSF Helen Diller Family
Comprehensive Cancer Center
San Francisco, California
+1 800.689.8273 • cancer.ucsf.edu

University of Colorado Cancer Center
Aurora, Colorado
+1 720.848.0300 • coloradocancercenter.org

University of Michigan Rogel Cancer Center
Ann Arbor, Míchigan
+1 800.865.1125 • rogelcancercenter.org

University of Wisconsin Carbone Cancer Center
Madison, Wisconsin
+1 608.265.1700 • uwhealth.org/cancer

UT Southwestern Simmons
Comprehensive Cancer Center
Dallas, Texas
+1 214.648.3111 • utsouthwestern.edu/simmons

Vanderbilt-Ingram Cancer Center
Nashville, Tennessee
+1 877.936.8422 • vicc.org

Yale Cancer Center/Smilow Cancer Hospital
New Haven, Connecticut
+1 855.4.SMILOW • yalecancercenter.org

Notas

Índice

Made in the USA
Monee, IL
05 November 2026

67987969R00045